뽀송뽀송 하얀 피부!

채소·과일 미용법

뽀송뽀송 하얀 피부!

채소·과일
미용법

의학박사·한의사 **양해원** 外지음

건강다이제스트社

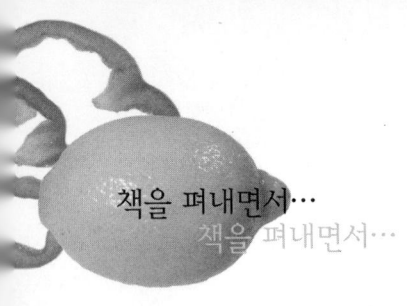

예로부터 미인이 되고자 하는 여성들의 욕구는 무한하였다. 서양의 클레오파트라는 우유를 주로 애용하였다는 기록이 있고, 동양에서는 병이 있어 고통을 참고 있는 미인의 찡그린 모습조차도 그대로 따라 하였다는 고사가 있을 정도이다.

현대에 와서도 예뻐지고자 하는 마음은 여성이면 누구나 간직하고 있는 인지상정이다. 피부미용 분야나 미용성형 분야가 호황을 누리고 있는 것을 보면 가히 짐작을 할 수 있다.

미인이 되기 위한 여성들의 노력은 때론 참담하기까지 하다. 진료실에서 겪어보는 어떤 여성들은 참으로 딱하기가 그지없다. 이러한 여성들의 마음을 헤아려 보기 시작한 뒤로 여성들의 미에 대한 노력을 줄여주기 위함이 필자의 마음속에 자리하고부터 피부미용에 관심을 갖기 시작하였고 여러 가지 방법을 연구하기 시작하였다.

그러던 중에 손쉽게 해볼 수 있는 방법이 바로 과일과 야채 등에서 나오게 된 것이다. 그간에 나와 있는 예뻐지는 방법들은 복잡하고 또 치료나 시술을 받으러 시간을 쪼개서 방문을 해야 하는 불편함이 따르지만, 집에서 혼자서도 할 수 있는 방법을 찾아준다면 이는 여성들로 하여금 환영받을 일이라 생각하였다. 또한 부작용 없이 안전한 방법을 제시하여 준다면 더욱 좋을 듯하여 이 책을 만들게 되었다.

피부미인이 되는 것은 그다지 어려운 것이 아니다. 평소에 관리를 잘하고 조금만 주의를 기울여준다면 누구나 아름답고 매끄럽고 탄력있는 피부를 가질 수 있는 것이다.

　잠시 소홀한 관리나 부지불식간에 발생하는 피부트러블은 조기에 발견하고 신속한 대처를 한다면 간단한 방법으로도 가볍게 해소될 수가 있는 것이다.

　피부트러블의 현상은 크게 두 가지로 나누어 볼 수 있는데 열성(熱性)트러블과 한성(寒性)트러블이다.

　열성트러블의 특징은 화끈거리거나 붉거나 노랗게 나타나는 것이 특징이고, 한성트러블은 약간의 통증이 나타나거나 피부표면이 푸른색 또는 하얀색 계열로 나타나는 것을 볼 수 있다.

　과일이나 야채를 이용한 피부관리에 있어서도 이러한 한열(寒熱)개념을 응용하면 쉽게 활용을 할 수가 있는 것이다. 열성트러블에는 차가운 성질의 과채를 이용하면 되고, 한성트러블의 경우에는 따뜻한 성질의 과채를 이용하면 된다.

　채소(야채)는 주로 차가운 성질의 것들이 많고 과일의 경우 단맛이 많아서 따뜻한 성질의 것들이 많으니 이러한 성질들 때문에 과일과 야채를 피부트러블에 활용할 수 있는 것이다.

　한 가지 더 생각을 해보면 허와 실로 구별하여 볼 수 있는데, 과로를 하거나 생각을 골똘히 많이 하여 몸이 피곤한 상태에서 오는 피부트러블은 허증성 피부트러블이라 할 수 있고, 외부로부터 이물질이 자극을 주어서 오는 피부트러블은 실증성 피부트러블이라 볼 수 있는데, 이 부분에 있어서는 우선적으로 전문가와의 상담을 권하지만, 가정에서 응급으로 대처할 수 있는 방법을 제시해보면 허증성인 경우에는 단맛이 많은 과채를 이용할 것이며, 실증성인 경우에는 쓴맛이나 매운맛이 있는 것으로 이용을 한다면 일단 큰 부작용은 막을 수 있을 것이라 생각한다.

이 책에는 각각의 과일 · 채소에 한방의 본초학적 개념을 근간으로 하였으며 그 외에 식품영양학적인 내용을 첨가하였다.

한방적인 내용을 구체화 하다보면 너무 깊이 들어가기 때문에 이해하는데 어려움이 따르겠다는 생각으로 구체적인 기전설명은 줄였으며, 대신 영양학적인 면은 쉽게 이해하도록 서술하였다.

책을 보면서 자신에게 맞는 처방을 선택하여 증상에 맞게 꾸준히 시행한다면 누구든지 피부미인이 될 수 있다.

과채라 하면 장복할 수 있고 또한 외용으로 사용하였을 때에도 부작용이 거의 없으므로 장기간 사용하여도 무리가 따르지 않는다. 독자들이 이 책에 제시된 방법을 활용할 때에는 자신의 트러블이 어떤 유형인지 가려서 그 유형에 맞게 선택을 한다면 아주 훌륭한 효과를 거둘 수 있으리라 믿는다.

끝으로 이 책이 나오도록 도와주신 엘리트 건강연구소 소장이신 옥도훈 박사님, 산본 OK나라한의원의 최형석 원장님과 유미라 원장님, 강남 OK한의원 김병희 원장님, 동료이자 후배인 삼성전자 OK한의원의 김민식 원장님, 본초학적 자문을 해주신 임덕빈 박사님께 감사를 드립니다.

저자대표 **양해원**

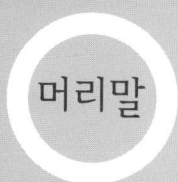

머리말

이 책을 만들기로 하고 지원한 엘리트연구소는 우리나라 한방산업보건의 일선에 있는 OK한의원 주요 과제들을 해결하기 위해 구성되었습니다.

피부 관리는 숙면, 다한증 관리와 함께 우리 연구소의 중요 이슈입니다.

삼성전자에 입점한 OK한의원은 임직원의 신뢰와 사랑을 받고 있는 상황에서 임직원들에 대한 보답을 어떻게 할 것인가 고민했습니다.

특히, 작업 환경 상 맨얼굴로 근무해야 하는 여직원들의 고충과 요구에 따라 이 책을 쓰게 되었습니다.

연구진들은 양해원 박사에게 은근히 졸라서 이제 결실을 보게 되었습니다. 연구진들이 도와줄테니 서둘러 만들자고 회유와 협박(?)도 하곤 했습니다.

피부분야는 연구진 중에 양 박사의 개발품들을 이용하여 효과와 재미(?)를 많이 보았습니다. 그중 초기 화상을 감쪽같이 해결하는 '양화고'나 부인병에 대한 약이지만 피부까지 도움 받는 '옥소단'의 인기는 양 박사의 능력을 잘 보여주고 있습니다.

굶지 마세요!

피부는 내장(오장육부)의 상태를 반영하는 성적표입니다. 오장육부가 건실하면 피부는 탱탱해지고, 오장육부가 부실하면 피부는 트러블이 생깁니다.

한의학에서 식품은 약과 같이 몸을 변화시킬 수 있다는 것을 보여줍니다.

그래서 옛날에도 대장금 같이 먹거리를 잘 다스리는 한의사야말로 가장 대우받고 권위있는 직책이었습니다. 먹거리로 효과를 보는 데는 시간이 많이 걸리지만 안전하고 자연스러운 방법입니다.

특히, 여성들이 체중관리를 한다고 밥 굶기를 밥 먹기 만큼이나 자주 하는데 효과적으로 먹는 것이야말로 오히려 더 예뻐질 수 있다는 것을 이 책으로 보여주고 싶습니다.

지원저자		
최형석	산본 OK나라한의원 원장	
유미라	산본 OK나라한의원 원장	
김병희	강남 OK한의원 원장	
김민식	삼성 OK한의원 원장	
임덕빈	한의학 박사	
옥도훈	엘리트연구소 소장	

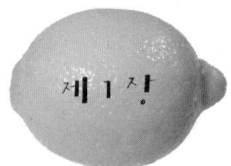

채소 · 과일과 친하면
피부미인이 된다

제 1 장

채소 · 과일 미용법
내 피부에 맞게 활용해보자!

제 2 장

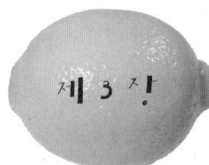

피부 미용에 효과 최고!
과채즙 활용법

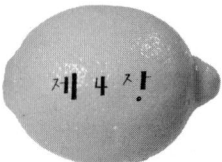

내 피부가 좋아하는
베스트 채소 & 과일

제 4 장

contents

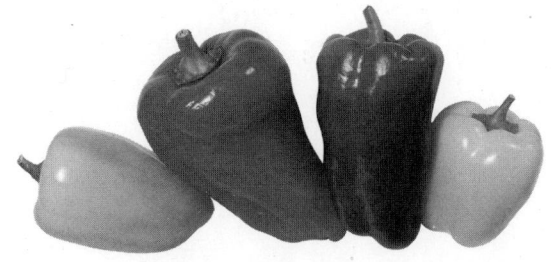

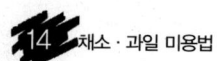

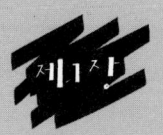

제1장

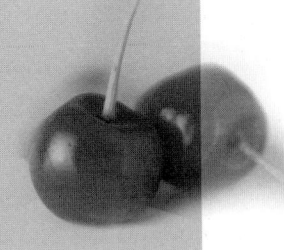

채소 · 과일과 친하면
피부미인이 된다

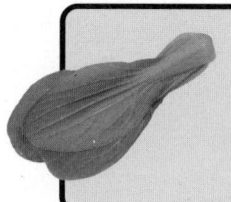

왜 채소·과일 미용법인가?

피부 미용 건강법은 한의학의 중요한 구성부분 중 한 가지였다. 그런 탓에 수천 년 동안 전해져 내려온 역사를 가지고 있다.

물론 한방 피부 미용법의 주관심은 본초(한약재)와 침, 뜸 등을 활용하는 종합적인 한방요법이 주류를 이루었다.

그러나 그것이 전부는 아니었다. 보다 쉽고, 보다 안전한 피부 미용법에 관심을 기울이기 시작했고, 그 결과 등장한 것이 이른바 채소·과일 미용법이다.

일생생활의 식품인 채소와 과일을 피부 미용 건강법에 접목한 시도였는데, 이러한 채소·과일 미용법에 대한 현대과학적 연구는 그동안 꾸준히 진행돼 왔다.

지금까지 여러 학자들의 연구 결과에 의하면 채소·과일에는 주로 비타민과 무기질, 섬유질과 단백질, 지방, 탄수화물 등 다양한 영양물질이 풍부하게 함유돼 있는 것으로 밝혀졌다.

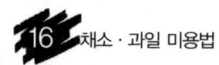

이들 영양물질들이 인체의 생명을 유지하는 데 필수적인 영양분을 제공하는 것은 물론 훌륭한 피부 미용제로서 탁월한 효능을 발휘하는 것이다.

　따라서 비타민은 천연의 미용제이고 이러한 비타민의 보고인 채소나 과일은 그래서 최고의 미용식품이라고 할 수 있다.

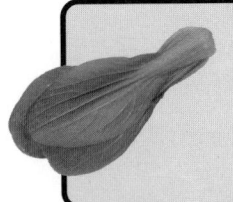

채소 · 과일 비타민은
천연의 피부 미용제

비타민은 생명활동을 유지하는 데 있어 필수적인 원소이다. 특히 피부 미용에 있어서 중요한 물질이다.

만일 우리의 인체에 비타민이 결핍되면 이는 곧바로 피부 미용과 인체 건강에 영향을 미치기 때문이다.

이렇듯 중요한 비타민의 작용을 보다 구체적으로 살펴보면 다음과 같다.

피부 건조 막는 비타민 A

각종 채소와 과일, 열매 등에 풍부하게 함유돼 있다. 예를 들어 미나리나 유채, 냉이, 시금치, 부추, 토마토, 고구마, 당근, 고추, 오렌지, 수박, 앵두 등에는 모두 베타 카로틴이 풍부하게 들어있다.

베타 카로틴은 비타민 A의 전구물질로서 인체 내에 흡수된 뒤

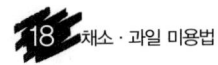

간장의 베타 카로틴 효소의 작용을 빌어 생리활성 물질인 비타민 A로 전환하게 된다.

이러한 비타민 A는 상피조직 세포의 정상구조와 기능을 유지하고 성장 발육을 촉진시키며 체내의 많은 산화대사 작용에 참여하게 된다.

따라서 비타민 A가 결핍되면 인체의 상피가 건조되고 비대와 각질화가 생기게 되는데 눈의 상피조직에서 받는 영향이 가장 크다. 이때 주로 나타나는 반응은 눈동자가 건조하고 각막과 결막에 광택이 사라지며 눈빛이 흐려진다.

비타민 A의 결핍은 피부에도 직접적인 영향을 미친다. 주증상으로는 피부가 건조해지고 비늘이 떨어지면서 거칠어지고 어두운 색으로 변하게 된다.

그 결과 여드름이나 화농성 피부병이 생긴다. 또 탈모 증상이 나타나면서 머릿결에 윤기가 나지 않는다. 손톱도 윤기가 없어지고 거칠어지게 된다.

특히 비타민 A는 암 예방에도 좋다는 연구 결과가 나와 있다. 비타민 A가 암세포의 증식을 억제시켜 조직세포를 정상으로 회복시키는 기능이 있기 때문이다.

이러한 비타민 A가 비타민 C, E와 함께 작용하면 인체의 노화를 촉진하는 산화제의 작용을 억제하므로 노화 예방과 질병 예방이라는 두 가지 기능을 하는 비타민이기도 하다.

그러나 비타민 A는 음식에서 섭취하는 것이 좋고 비타민 A 제제를 대량으로 복용하는 것은 결코 바람직하지 않다.

자칫 잘못하면 도리어 머릿결 건조와 탈모, 피부 건조, 가려움증, 체중 감소, 빈혈, 안구 돌출 등의 증상을 초래할 수 있기 때문이다.

주름살을 펴주는 비타민 B군

각종 채소와 과일, 열매 등에는 비타민 B군이 풍부하게 함유돼 있다.

이러한 비타민 B군이 결핍되면 피부에 변화가 생기고 코와 볼이 청자색으로 된다. 또 입술 주변이 갈라지고 허물어지게 되며 구강 점막과 혀에 궤양이 발생하게 된다. 특히 비타민 B는 주름살을 펴주고 반점을 없애주기도 한다.

이러한 비타민 B군에는 모두 10여 종이 있다. 그 중에서도 비타민 B_2가 부족하면 입가에 궤양이 생기고 눈이 충혈되며 비듬이 많아지게 된다.

비타민 B_5는 부신수질에서 분비되는 호르몬인 아드레날린의 분비를 촉진하여 상처를 빨리 아물게 하는 효과가 있다. 또 방사선으로 인해 유발된 조로현상이나 노화, 또 세포의 파괴를 감소시키므로 피부의 노화를 더디게 하는 효과를 기대할 수 있다.

비타민 B_6는 일부 중요한 항체와 적혈구의 생성을 촉진하므로 결

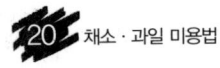

핍되면 빈혈이나 안색 창백, 피부가 누렇게 변하는 증상을 초래하게 된다.

비타민 B_{12}와 엽산은 조혈과정에 참여하므로 이것이 결핍되면 피부가 거칠어지고 모발이 일찍 희어지는 현상이 나타나게 된다.

5대 미용작용으로 주목받는 비타민 C

모든 채소와 과일에는 각기 수량이 다른 정도의 비타민 C가 함유돼 있다. 함유량이 가장 많은 것은 고추, 키위, 참다래 등이고 그 다음은 무, 토마토, 완두콩싹, 녹색채소, 감귤, 레몬, 딸기 등이다.

이러한 비타민 C는 당 대사와 생물의 산화 환원과정에 참여하고 5대 미용 작용을 가지고 있다.

첫째 피부 섬유의 결합을 돕는다. 특히 교질 단백질의 생성과 발육을 촉진하여 피부로 하여금 탄력이 있게 한다.

둘째 피부의 멜라닌 색소 생성을 억제할 수 있고 또 침적된 멜라닌 색소를 점차 없어지게 하므로 주근깨나 기미, 검버섯 등의 예방과 치료에 효과적이다.

셋째 햇빛에 대한 저항력을 강화시켜 햇빛에 그을린 자국과 피부가 검어지는 것을 예방하고 치료한다.

넷째 모세 혈관벽의 질긴 성질과 탄력을 증강시켜 피부를 윤택하게 한다. 따라서 멍과 잇몸 출혈 등의 증상을 예방, 치료하기도 한다.

다섯째 피부의 과민성을 억제하면서 해독하는 작용이 있어 중독성 피부발진과 두드러기를 예방한다.

비타민 C에는 또한 혈관을 부드럽게 하고 혈액을 정화시키는 작용이 있어 혈액 속에 퇴적된 콜레스테롤을 제거하고 혈중 지방의 산화를 방지하여 동맥경화를 예방하고 치료하는 효능이 있기도 하다. 특히 비타민 C는 우리의 몸 속에서 암세포, 바이러스성 간염 등을 방어하는 효능도 있어 그야말로 만능 비타민으로 평가받는다.

젊음의 묘약 비타민 E

거의 모든 잎푸른 채소와 과일, 열매에는 비타민 E가 함유돼 있다. 그 중에서도 시금치, 상추, 양배추, 콩 종류, 감귤, 참깨, 땅콩, 호두 등에 함유량이 가장 풍부하다.

이러한 비타민 E는 세포막의 손상을 막아주므로 골격과 근육, 평활근과 심근의 정상구조와 기능을 유지하는 데 작용한다.

따라서 비타민 E가 결핍되면 근육대사에 심각한 영향을 미치면서 근육 위축이나 근육 영양 불량성 병증이 발생하게 된다.

비타민 E는 특히 피부 건조를 예방할 뿐만 아니라 피부의 습진, 옴에 대한 저항력을 증강시키기도 한다.

이러한 비타민 E는 비타민 A가 소화기에서 산화되는 것을 방지

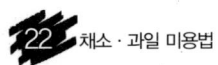

하므로 비타민 A의 흡수에도 유익한 작용을 한다. 특히 비타민 A가 간장 속에 저장되는 시간을 연장시켜 주기도 한다.

그러므로 상피세포의 과도한 비대와 각질화를 방지하고 상피세포를 보호함으로써 피부를 윤택하게 하고 부드럽게 하며 아름답게 만든다.

그 뿐만이 아니다. 비타민 E는 피부 속의 콜레스테롤이 햇빛에 노출된 뒤 자외선에 의해 그을린 반점으로 변하는 것과 발암물질의 생성을 막아주는 역할을 하기도 한다.

이외에도 비타민 E는 모세혈관과 소혈관의 순환을 개선시키므로 동상이나 반점 등을 치료하고 예방하며 상처를 빨리 아물게 하는 작용도 한다.

특히 비타민 E는 일명 '청춘 호르몬'이라 불리는데, 이는 우리의 체내에서 중요한 항산화제 역할을 하기 때문이다.

그러므로 인체의 총체적인 생명대사 과정에서 지방의 산화를 방지하는 작용을 한다. 또 강력한 항노화 기능도 가지고 있다.

이것이 바로 노화의 예방과 수명을 연장시키는 데 있어 믿을 만한 영양제로 평가받는 이유다.

따라서 비타민 E가 결핍되면 근육에서 과다한 산소를 소모시켜 체내의 지방 안정성이 낮아지게 한다. 이로 인하여 불포화지방산의 활용을 저하시키고 과산화지질의 생성과 퇴적을 촉진하게 된다.

이로 인하여 체내에 지질이 형성된다. 과산화지질의 생성과 퇴적은 인체가 노화하는 기본 원인인 것이다.

혈액 속에 갈색의 침적물이 날로 증가하면 피부에 검버섯이 나타나게 된다. 피부에 나타나는 검버섯은 바로 인체의 노화를 나타내는 중요한 표시인 것이다.

따라서 우리 인체 내에 생성된 지질은 바로 노화 과정을 가속화시키는 구체적인 물질로 작용한다. 이러한 지질은 나이가 많을수록 증가하는 경향을 나타낸다.

그런데 비타민 E의 항산화 기능이 체내 지질이 형성되는 것을 막는 효과가 있는 것이다.

그러므로 많은 임상 실험을 통해 밝혀진 결과에 의하면 비타민 E는 불포화지방과 과산화지질에 의해 생성된 독성물질이 유발한 각종 질병을 예방하는 효과가 있는 것으로 밝혀졌다. 예를 들어 너무 일찍 찾아오는 노화나 고지혈증, 관상동맥성 심장병 등을 예방하는 효과가 있다는 것이다.

따라서 평소 비타민 E가 많이 함유되어 있는 식품을 섭취하면 피부 미용뿐 아니라 각종 질병의 예방에도 유익한 효능을 얻을 수 있다.

피부와 신경의 건강 유지 비타민 PP(니코틴산)

일반적으로 채소에는 그 함유량이 비교적 적다. 그러나 고추, 땅

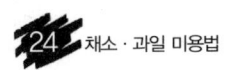

콩, 콩 종류 등에는 비교적 풍부하게 함유돼 있다.

비타민 PP는 모든 살아있는 세포가 필요로 하는 영양소이다. 이는 에너지를 내보내는 과정 속에서 중요한 작용을 하게 되기 때문이다. 그리고 단백질, 지방 등을 합성시켜 혈관을 확장하고 혈액순환을 촉진하는 효과가 있기도 하다.

그러므로 비타민 PP의 주요 기능은 피부와 신경의 건강을 유지시켜 주는 것이다.

그런데 만일 비타민 PP가 결핍되면 피부가 거칠어지게 되고 손과 볼, 그리고 기타 노출 부위에 좌우 대칭성질의 피부염이 나타나게 된다.

피부염의 부위에는 경계가 뚜렷한 색소가 침적돼 있고 이와 동시에 동상, 고지혈증, 관상동맥성 심장병 등을 초래하게 된다.

그러므로 음식 속에 비타민 PP를 보충하면 좋은 피부 미용 효과를 기대할 수 있다.

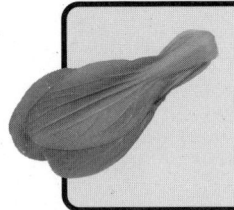

채소·과일의 무기질이 아름다움을 가꾼다

우리의 인체를 구성하는 원소는 모두 54종이나 된다. 이 가운데 탄소와 산소, 수소, 질소를 제외한 나머지 50종은 모두 무기질(미네랄)이다. 이 중에서 22종은 우리 인체에 없어서는 안될 필수 영양소로 알려져 있다.

이러한 무기질이 채소와 과일 등에는 풍부하게 함유돼 있다. 칼슘과 인, 나트륨, 마그네슘, 칼륨, 망간, 구리, 아연 등 그 종류도 다양하다.

이러한 무기질은 인체를 구성하는 중요한 물질들로서 우리 몸 무게의 약 4% 가량을 차지하고 있다. 이들 물질은 비록 인체 내에서 함량이 매우 적지만 피부 미용과 건강에 중요한 작용을 한다.

무기질 속의 칼슘, 마그네슘, 나트륨, 칼륨 등의 금속물질 원소들은 체내의 알칼리성 물질을 구성하는 데 있어서 중요한 성분이기 때문이다.

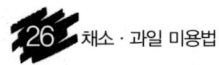

그런 반면 인, 불소, 유황 등 비금속 물질 원소는 체내 산성물질의 중요한 구성성분들이다.

따라서 음식 속에서 산성과 알칼리성 물질을 적절히 배합시키면 인체 건강에 굉장히 중요할 뿐만 아니라 피부의 건강과 미용에도 중요한 작용을 한다.

채소, 과일, 열매 등은 또한 사람의 혈액을 중화시키는 작용도 있어 체내의 산성물질을 중화시켜 혈액이 알칼리성을 이루게 한다.

즉 채소, 과일은 무기질의 보고로서, 함유하고 있는 많은 양의 칼슘, 칼륨, 나트륨, 마그네슘 등의 원소가 인체의 혈액 속에서 탄산칼슘, 유산칼륨 등의 형태로 존재하면서 혈액 속의 산성물질을 중화시킬 수가 있고 혈액과 땀샘의 대사기능을 조절하여 피부의 영양을 강화시킨다.

이로써 피부를 윤택하게 하고 광택이 나게 하면서 부드럽게 만들어주는 역할을 하게 되는 것이다. 피부가 곱고 부드러우며 혈색이 도는 것은 이 모든 원소들이 충분할 때 이루어지게 된다.

그런데 만일 인체에서 아연이 결핍되면 피부가 건조하고 거칠어질 뿐만 아니라 버짐이나 지루성 피부염, 여드름 등 피부병이 쉽게 발생하게 된다. 그러므로 미량원소는 피부 미용의 중요한 물질임을 알 수가 있다. 이들이 인체의 단백질, 핵산의 대사작용에 참여하기 때문에 머리카락이 검고 윤기가 나며 피부가 부드럽고 매끈하면서 언제나 활력에 찬 청춘처럼 살 수 있게 되는 것이다.

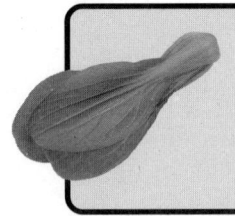

채소·과일의 섬유질도 미인을 만든다

채소와 과일에는 섬유질이 풍부하게 함유돼 있다. 비록 섬유질은 인체에 필요한 영양분을 공급하지는 못하지만 인체가 꼭 필요로 하는 물질이다. 특히 피부 미용에 있어서는 매우 중요한 역할을 한다. 그래서 섬유소는 사람들로부터 제 7대 영양소로 불리고 있다.

이러한 섬유소의 중요한 작용 5가지를 소개하면 다음과 같다.

▶섬유소는 뛰어난 살빼기 작용이 있다

채소와 과일 속의 섬유질은 위와 장을 자극하여 운동을 일으키는 작용을 한다. 이로 인해 섭취한 음식이 빠르게 소장을 지나게 하여 소장의 각종 물질에 대한 흡수를 감소시키는 데에 효과적이다.

특히 지방의 소화 흡수에 대한 영향이 가장 크다. 따라서 인체에 지방이 침적되는 것을 감소시키게 된다. 또 섬유질이 풍부한 채소와 과일을 섭취하면 포만감이 쉽게 생기게 되고 정상적인 포도당의

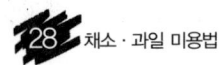

흡수와 인슐린의 분비에도 영향을 미치지 않으므로 인체의 정상적인 생리기능을 유지시켜 지방을 감소시키고 건강한 아름다움을 가꾸는 비결이 된다.

▶섬유질은 대변 소통을 원활히 하고 얼굴의 트러블을 낮게 한다

얼굴에 주로 나는 부스럼이나 트러블은 소화기 질병과 밀접한 연관이 있다. 특히 습관성 변비에 걸리면 얼굴에 여드름이 잔뜩 돋아나게 되는 경우가 많다.

이것은 인체가 제때에 몸 속의 노폐물을 배설시키지 못해서 생긴 반응이다. 만약 우리 몸 속의 노폐물이 제때 배설되지 못하면 대변 속의 단백질이 부패하면서 독소가 발생하게 된다. 이렇게 발생한 독소가 장에서 흡수된 뒤 피부로 내보내지게 되면서 생긴 독성반응이 여드름을 유발시키기도 하는 것이다.

이러한 몸 속의 노폐물을 효과적으로 제거해주는 것이 바로 채소와 과일에 풍부하게 함유돼 있는 섬유질이다.

채소와 과일에 들어있는 섬유질의 성분은 식물 다당체이다. 우리 인체의 위장에서 분비되는 소화액 속에는 섬유질을 분해시키는 효소가 없기 때문에 섬유질은 인체에 소화 흡수가 안 된다.

그러나 이것이 인체 내에서 소화액을 자극하므로 다른 식품의 영양을 소화하고 흡수하는 데 도움을 준다.

특히 위와 대장의 운동을 촉진시켜 대장 속의 내용물을 아래로

밀어내림으로써 대변이 시원하게 배출되게 한다. 이로써 독소물질이 대장 속에 정체되어 있는 시간을 단축시키게 되는 것이다.

그러므로 평소 섬유질이 풍부하게 함유돼 있는 채소와 과일을 섭취하는 것은 변비를 예방하고 얼굴에 난 여드름 등 각종 피부 트러블이 생기는 것을 방지하는 데 중요한 방법이라고 할 수 있다.

▶섬유질은 대장 속의 종양 발생을 예방한다

고지방, 고단백, 저섬유질의 음식은 대장 속의 담액과 산소를 싫어하는 균을 증가시키게 되는 데 이들 물질은 발암물질로 전환된다.

특히 고지방 음식 속의 일부 성분은 장 속에서 분해되어 발암물질로 전환되기도 한다.

이들 발암물질은 결장 속에서 결장 궤양이나 결장 종양 등이 쉽게 유발 되도록 돕는 주범들이다.

그런데 채소와 과일 속의 섬유질은 장 속의 잔류물질을 감소시켜 발암 물질의 발생을 줄이는 작용을 한다.

특히 채소와 과일 등에 들어있는 섬유질은 대변운동을 가속화시켜 변속의 발암물질과 대장 점막의 접촉 시간을 감소시켜 대장 속의 종양을 예방하는 작용을 하게 된다.

▶섬유질은 동맥경화증을 예방한다

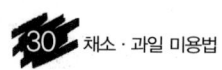

동맥경화를 유발하는 원인 중 한 가지는 혈액 속의 콜레스테롤의 함량이 많아진 때문이다. 비교적 많은 콜레스테롤이 혈관 속에 침적되면 혈관 내벽이 두꺼워지게 하고 혈관 통로를 가늘어지게 함으로써 혈액의 흐름에 영향을 주게 된다. 또 혈관의 탄력성을 저하시켜 관상동맥성 심장병이나 고혈압 등의 질병을 일으키는 주범이 된다.

그런데 채소와 과일 속에 풍부한 섬유질이 대장 내에 콜레스테롤이 흡수되는 것을 억제할 뿐만 아니라 콜레스테롤의 대사 부산물과 결합하면서 인체에 흡수가 안 되는 물질을 만들어내어 콜레스테롤의 대사와 배설을 가속화 시켜 혈청 속의 콜레스테롤 함량이 낮아지게 한다.

그래서 섬유질이 풍부한 채소와 과일을 먹으면 효과적으로 혈관경화를 예방하고 관상동맥성 심장병과 고혈압의 발생 및 악화를 방지하는 데 도움이 된다.

▶섬유질은 당뇨병을 예방하고 치료한다

섬유질이 많은 식품은 당질의 섭취를 낮아지게 할 뿐만 아니라 인슐린의 분비를 조절하여 혈당과 인슐린의 관계가 정상적으로 유지되도록 돕는 작용을 한다.

특히 당뇨병은 흔하게 볼 수 있는 내분비대사의 이상이 초래한 질병인데 인체의 췌장에서 분비되는 인슐린의 절대적인 부족 또는 상대적인 부족으로 유발된 인체의 광범위한 대사 혼란증이다.

이는 주로 당질이 인체에 이용되지 못한 채 소변으로 배설되기 때문이고 또한 피부 속에 당질 함량이 올라가면서 피부 소양증, 피부 감염 등의 증상을 일으켜 피부 미용에도 치명적인 영향을 미치게 된다.

그런데 식이 섬유질은 수분을 흡수하면 응고가 되면서 대장 점막의 포도당, 콜레스테롤 등에 대한 흡수를 느리게 하는 작용이 있다. 그 결과 혈당 수치가 올라가는 것을 완화시켜 인슐린에 대한 필요를 감소하게 된다.

이로써 혈당과 인슐린이 비교적 정상적인 수치를 유지하게 해주는 것이다. 식이섬유는 또한 포만감을 증가시켜 당질 식품의 섭취량을 억제함으로써 당뇨병을 완화시키는 데에도 유익하다.

이렇듯 채소와 과일 속의 섬유질은 피부 미용에 일정한 작용을 하는 영양소다. 그렇다고 해서 너무 많이 섭취하는 것은 피하는 것이 좋다. 왜냐하면 과다한 섬유질 섭취는 인체 건강에 해가 될 수 있기 때문이다.

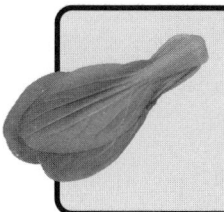

채소·과일의 단백질과 지방
피부 탄력 높여 노화 늦춘다

단백질과 지방은 피부 미용에 없어서는 안 되는 영양소이다. 이들 영양소는 피부의 직접적인 구성성분이 되기 때문이다.

따라서 질 좋은 단백질과 불포화 지방산이 많이 함유돼 있는 채소, 과일을 섭취하는 것은 피부 미용에 빼놓을 수 없는 요소다.

대체로 땅콩이나 참깨, 호두, 해바라기 씨, 콩 종류 등에는 질 좋은 단백질이 풍부하게 함유돼 있을 뿐만 아니라 식물 불포화지방산도 다량 함유돼 있다.

특히 이들 물질들은 인체 속에서 스스로 합성하여 만들어낼 수가 없기 때문에 반드시 음식으로 공급해주어야 하는 것들이다. 그래서 필수지방산이라고도 한다.

불포화지방산의 중요한 역할은 인체 세포를 구성하는 기본성분이라는 점이다. 또한 세포막의 유연성을 유지시켜 주고 탄력과 활성의 중요한 물질이기도 하다. 특히 생리기능과 신진대사 속에서 균

형을 유지시켜주는 작용을 한다.

그래서 불포화지방산은 모발과 피부에 있어 최고의 미용제로 꼽힌다.

따라서 만일 우리 인체에 불포화지방산이 충분하게 공급된다면 머리카락은 검고 윤기가 나게 된다. 또 피부가 매끈하고 윤택하게 될 것이다. 근육은 유연하면서 탄력이 있게 된다.

이와 반대일 때는 모발이 푸석푸석해지고 탈모가 잘 된다. 또 피부는 거칠고 건조해지면서 비듬이 생기게 된다.

이렇듯 불포화 지방산은 피부를 아름답게 하고 얼굴을 예쁘게 하기 때문에 이를 일러 '미용산' 이라고 부르는 사람도 있다. ♣

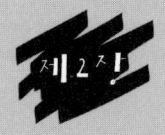

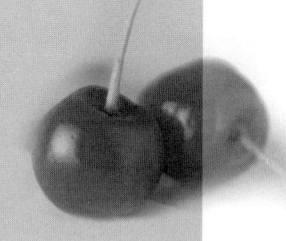

채소·과일 미용법
내 피부에 맞게 활용해보자!

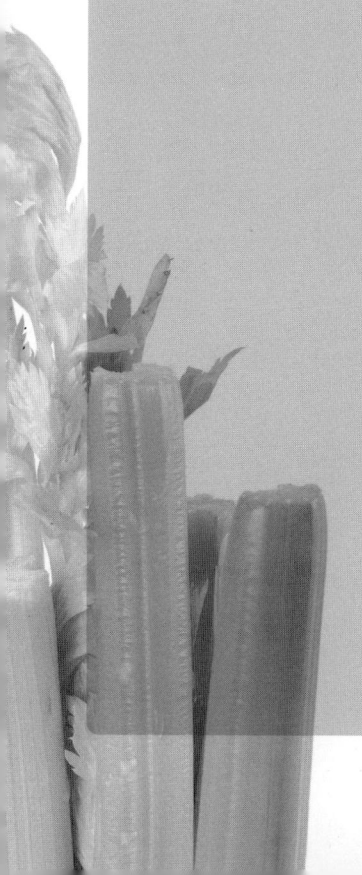

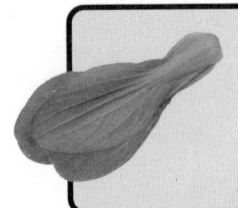

채소 · 과일 미용법
이것만은 알고 하자

아무리 좋은 것도 잘못 알고 행하면 오히려 아니하는 것만 못하다. 피부 미용에 좋은 채소 · 과일 미용법도 마찬가지다.

실전에 들어가기 전 반드시 알아야 할 수칙 몇 가지를 소개하면 다음과 같다.

▶팩재료와 음료를 만드는 채소와 과일은 반드시 신선해야 한다

팩재료나 음료는 가열하여 살균 처리할 수가 없기 때문에 반드시 신선하고 깨끗해야 한다. 재료를 깨끗이 씻어 농약 등 오물의 잔류가 남지 않도록 하고 가공할 때는 청결을 유지해야 한다. 또 팩재료와 음료는 반드시 즉석에서 만들어 사용해야 하고 절대로 만들어 두어서 부패되지 않도록 해야 한다.

▶채소나 과일 미용법도 체질 따라 달라진다

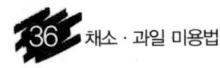

사람은 각자의 체질이 다르기 때문에 각종 채소와 과일에 대한 민감성도 각기 다르다. 특히 일부 과민성 체질을 가진 사람은 일부 채소나 과일도 과민성이 있을 수 있기 때문에 팩으로 사용한 뒤 가려움증과 시뻘겋게 붓는 등의 과민반응이 나타나게 된다.

그러므로 채소나 과일을 팩재료로 쓰기 전에는 팔과 다리에 먼저 실험을 해보아 부작용과 과민반응이 없다는 것을 확인한 뒤 사용해야 한다.

오직 자신의 피부에 적합한 채소와 과일로 팩을 만들어 사용해야만이 피부를 깨끗하고 윤택하게 하는 미용효과를 거둘 수가 있다.

▶채소 · 과일팩을 한 후에는 깨끗이 씻어내야 한다

채소와 과일로 팩을 만들어 얼굴에 사용하면 피부에 자양을 주게 되어 피부를 곱게 하며 미백과 항주름살의 미용 효과를 나타낸다.

그러나 채소나 과일팩을 한 후에는 반드시 맑은 물로 깨끗이 씻어내야 한다. 채소와 과일에는 비타민이나 무기질, 단백질, 당분 등의 영양소가 풍부하게 들어있어 만일 이들 영양소들이 모공 속에 잔류하게 되면 세균이 번식할 수 있는 좋은 조건을 제공하기 때문이다. 이로 인해 각종 피부 트러블을 일으킬 수가 있다.

그러므로 채소와 과일로 팩을 한 뒤에는 우선 부드러운 종이로 닦아낸 뒤 맑은 물로 얼굴을 여러 번 씻어 잔여물이 피부에 남지 않도록 해야 한다.

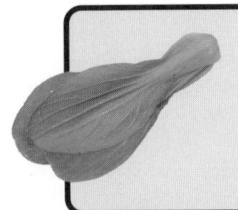

피부색을 곱게 하는
채소 · 과일 미용법

얼굴색이 창백하고 혈색이 없어 병색을 띤 것처럼 보이면 결코 아름다워 보이지 않는다. 이는 대부분 기혈이 허약하고 부족하거나 각종 원인에 의한 빈혈로 인해 유발되는 경우가 많다.

주로 나타나는 증상은 대체로 기운이 없고 몸이 나른하다. 어지럽고 가슴이 두근거리면서 숨찬 느낌이 든다.

따라서 그 치료는 기혈을 보양하고 비장을 튼튼하게 하면서 간장의 기능을 도와야 한다.

특히 자신의 상태에 따라 다음의 간단 처방을 쓰면 좋은 효과를 볼 수 있다.

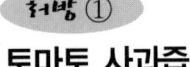 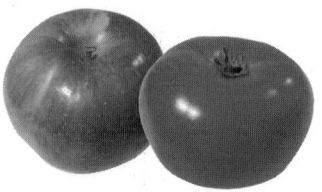

토마토 사과즙

【재료】 토마토 1개, 사과 1개, 참깨 15g, 벌꿀 약간.

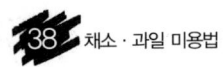

【응용법】

· 토마토는 껍질을 벗기고 작게 썰어놓는다.

· 사과는 껍질과 씨 부분을 제거하여 잘게 썰어둔다.

· 참깨는 고소하게 볶아놓는다.

· 그런 다음 여기에 토마토, 사과, 벌꿀을 섞어서 먹는다.

· 매일 한 번씩 먹되 꾸준히 실천하는 것이 중요하다.

【효능】 이 처방은 기혈을 보양하고 얼굴에 건강한 혈색이 돌게 하면서 예뻐지게 한다. 특히 빈혈로 인해 얼굴색이 창백할 경우 효과적이디.

처방 ②
앵두 2스푼

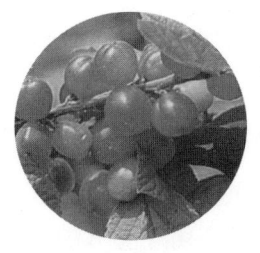

【재료】 신선한 앵두 1000g, 설탕 500g.

【응용법】

· 먼저 앵두를 씻은 뒤 물을 적당히 부어서 푹 삶은 후 씨앗을 걸러낸다.

· 여기에 설탕을 넣고 완전히 녹인 뒤 식혀서 유리 항아리에 담아둔다.

· 이를 매일 2회씩 복용하되 한 번의 복용량은 1스푼씩 먹는 것이 좋다.

【효능】 이 처방을 꾸준히 복용하면 보혈작용을 하므로 얼굴에 건강한 혈색이 돌게 한다. 특히 빈혈로 인해 얼굴색이 누런 경우 활용하면 좋다.

☞ 해설

앵두에는 비타민과 무기질이 풍부하게 함유돼 있다. 그 중에서도 철분 함량이 가장 풍부하여 같은 양의 사과와 귤, 배보다 20배나 많다. 철분은 헤모글로빈 단백의 함량을 높일 수 있어 얼굴에 건강한 혈색이 돌게 한다.

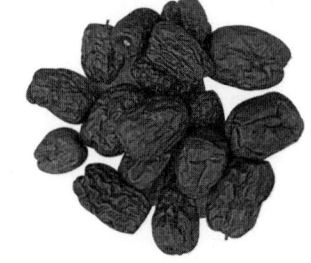

허방 ③
대추 산사즙

【재료】대추 30개, 산사 30g.

【응용법】

· 대추와 산사를 솥에 넣고 물 2그릇을 붓는다.

· 그런 다음 우선 센불로 끓인 뒤 다시 약한 불로 끓여 물이 1그릇 정도 남도록 달인다.

· 이렇게 만든 즙을 매일 2회 정도 마신다.

【효능】이 처방은 비장과 심장을 튼튼하게 하고 도우면서 얼굴색을 좋게 한다. 특히 이 처방은 빈혈로 인해 피부가 거칠어졌을 때 활용하면 좋은 효과가 있다.

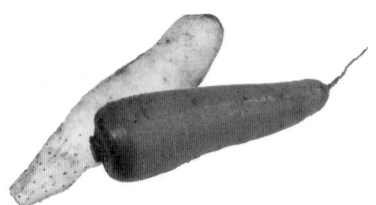

허방 ④
참마 당근즙

【재료】참마 250g, 당근 100g, 흑설탕 30g.

【응용법】

· 참마와 당근의 껍질을 벗긴 뒤 작은 토막으로 썰어서 솥에 넣는다.

· 여기에 물을 적당히 붓고 푹 익도록 끓인 뒤 설탕을 조금 넣어서 한소끔 더 끓이면 된다.

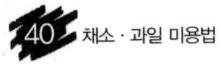

· 이를 매일 한 번씩 끓여 2회로 나누어 복용한다.

【효능】 이 처방은 비장을 튼튼하게 하고 기를 보강하여 얼굴색을 건강하게 한다. 따라서 안색이 창백하고 빈혈 증상이 있을 때 복용하면 좋다.

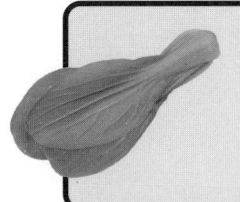

얼굴색이 누렇게 떴을 때
채소 · 과일 미용법

얼굴색이 어두운 누런색을 띠고 있는 것은 병색의 조짐을 나타내는 것이다. 이는 대부분 빈혈 또는 비장과 위장이 허약하고 기혈이 얼굴을 자양하지 못하여 빚어진 것이다.

따라서 그 치료는 비장을 튼튼하게 하고 위장을 활성화 시켜 기혈의 흐름을 원활히 해야 한다.

이럴 경우 스스로 효과를 볼 수 있는 간단 처방을 소개하면 다음과 같다.

처방 ①

당근음료

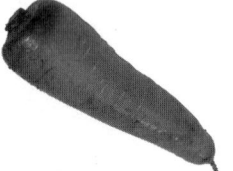

【재료】 당근 · 흑설탕 각각 적당량.

【응용법】

· 당근은 씻어서 길게 썬 뒤 믹서기에 갈아 즙을 걸러낸다.

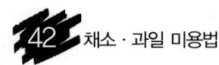

· 여기에 설탕을 섞으면 곧 음료가 된다.

· 이를 매일 1～2회씩 복용하되 한 번의 복용량은 50ml가 적당하다.

【효능】이 처방은 기혈의 흐름을 원활히 하여 창백해진 안색을 정상으로 회복시키고 혈색이 잘 돌게 하는 효능이 있다. 따라서 안색이 누렇고 초췌할 때 마시면 좋다.

처방 ② 대추 감초 음료

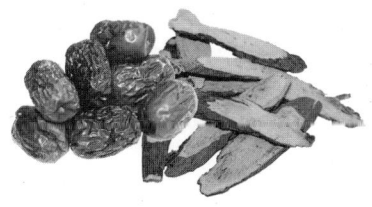

【재료】대추 20개, 자감초 15g.

【응용법】

· 대추와 자감초를 솥에 넣고 물 3그릇을 부어 1그릇 반이 남도록 달인다.

· 매일 한 번씩 달여 2～3회로 나누어 복용한다.

【효능】이 처방은 심장과 비장을 튼튼하게 하고 피의 생성을 도우므로 피부를 윤택하게 하고 얼굴에 건강한 혈색이 돌게 한다.

따라서 안색이 누렇고 빈혈이 있을 때 마시면 좋다.

처방 ③ 대추 참마즙

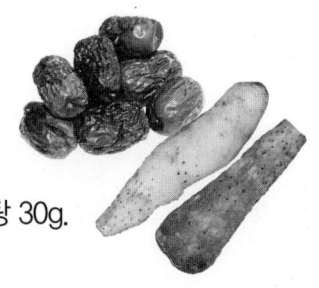

【처방】대추 12개, 참마 100g, 밤 50g, 흑설탕 30g.

【응용법】

· 대추는 씻고 참마는 껍질을 벗겨낸 뒤 잘게 썬다.

· 밤도 그 껍질을 벗긴다.

· 이들 재료를 솥에 넣고 물 2그릇을 부어서 1그릇 정도가 남을 때까지 끓여서 설탕을 넣는다.

· 그런 다음 다시 한소끔 더 끓이면 된다.

· 매일 한 번씩 끓여서 2회로 나누어 복용하는 데 대추, 참마, 밤도 즙과 함께 먹는다.

【효능】 이 처방은 기를 보하고 심장을 튼튼하게 하여 피의 생성을 촉진하므로 얼굴에 건강한 혈색이 돌게 한다. 따라서 빈혈이 있으면서 안색이 누런 경우 복용하면 좋다.

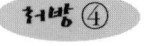

검은 콩 음료

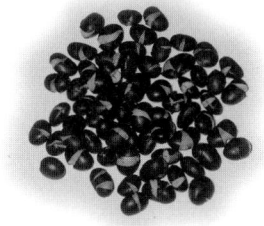

【재료】 검은 콩 30g, 흑설탕 20g.

【응용법】

· 검은 콩을 씻어서 물로 푹 삶은 뒤 설탕을 넣는다.

· 매일 한 번씩 끓여 2회로 나누어 복용한다.

【효능】 이 처방은 신장을 자양하고 얼굴에 윤기가 흐르게 하면서 혈색을 좋게 하는 효능이 있다.

특히 빈혈이 심하면서 얼굴색이 누런 경우 효과적이다.

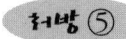

엿질금차

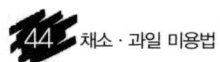

【재료】 엿질금 30g, 메밀대공 15g, 흑설탕 30g.

【응용법】

· 메밀 대공을 솥에 넣고 물 2그릇 반을 부어 1그릇 정도가 남도록 달인 뒤 설탕을 넣고 잠시 더 달이면 된다.

· 매일 한 번씩 달여서 2회로 나누어 마신다.

【효능】 이 처방은 비장을 튼튼하게 하고 피의 생성을 촉진시켜 얼굴에 혈색이 돌게 한다. 특히 얼굴색이 누런 경우 복용하면 효과적이다.

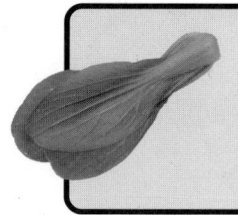

얼굴색이 어둡고 검을 때
채소 · 과일 미용법

얼굴색이 어둡고 검은 것은 병색이 얼굴에 드러난 징조이다. 이는 대부분 신장의 기능이 소모되고 손상되어 혈기가 얼굴을 자양할 수가 없어 빚어진 경우가 많다.

이럴 경우 그 치료는 신장을 보하고 비장을 튼튼하게 해야 한다. 또 기혈을 보충하여 피부를 희고 윤택하게 해야 한다.

이때 응용하면 좋은 간단 처방을 소개하면 다음과 같다.

처방 ①
무즙

【재료】 무 적당량.

【응용법】

· 무를 씻어서 믹서기에 넣어 갈아서 그 즙을 걸러낸 뒤 매일 여러 컵 마신다.

· 이때 무즙은 즉석에서 만들어 마셔야 하고 만들어 놓아서는 안 된다.

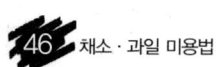

【효능】이 처방은 얼굴을 희게 하고 피부를 부드럽게 한다.

특히 안색이 어둡고 검으며 피부가 거칠 때 복용하면 효과적이다.

처방 ② 귤 껍질 가루

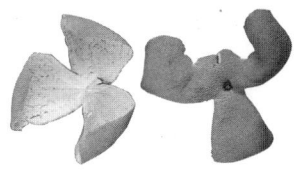

【재료】귤껍질 30g, 호박씨(껍질 벗긴 속씨) 30g, 복숭아꽃 40g.

【응용법】

· 이상의 재료를 불에 바짝 말린 뒤 가루로 만든다.

· 이렇게 만든 것을 매 식사 후 약주를 따뜻하게 해서 약 1~2g을 먹는다.

· 매일 2회씩 계속해서 30일 정도 복용한다.

【효능】이 처방은 체내의 노폐물을 제거하고 활혈시키며 피부를 희고 부드럽게 한다. 특히 피부가 유난히 검을 때 복용하면 좋다.

처방 ③. 호박씨 환

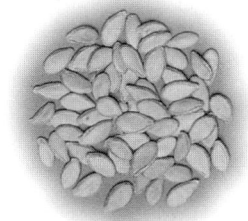

【재료】호박씨 1500g.

【응용법】

· 호박씨의 껍질을 벗긴 뒤 찧어서 오동나무 열매 크기의 환을 만든다.

· 이를 매일 2회씩 복용하되 공복 시 30~40알씩 복용한다.

【효능】이 처방은 얼굴색을 백옥같이 희고 깨끗하게 한다. 따라서 피부가 검은 사람이 복용하면 좋다.

옛 한의서에 의하면 호박씨는 얼굴을 윤택하게 하고 곱게 만든다고 했다. 현대 의학에서도 호박씨에는 지방 등 각종 물질이 함유돼 있고 또 미량원소인 아연이나 마그네슘 등도 함유돼 있는 것으로 속속 드러나고 있다.

이 가운데 아연은 성장 발육을 촉진하고 마그네슘은 얼굴색을 불그스레 혈색이 돌게 한다.

이 같은 사실은 우연한 계기에 의해 밝혀졌다. 프랑스의 한 병원에서 근무하던 간호사가 마그네슘이 함유되어 있는 약물을 오용했다가 뜻밖에도 원래 그녀의 검고 초췌하던 얼굴이 희고 불그스레하게 변한 것을 알게 되었다.

이 일을 계기로 마그네슘이 들어있는 식품과 약물은 미용 효과가 있다는 것을 알게 되었다.

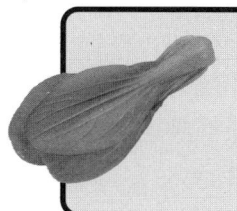

얼굴이 초췌할 때
채소 · 과일 미용법

얼굴이 초췌한 것은 안색이 누렇거나 창백하고 피부가 건조하게 되면서 주름살이 생기는 것을 가리킨다.

이는 대부분 신장과 비장의 기능이 좋지 않을 때 주로 나타나는 경우가 많다. 이럴 경우 스스로 활용해볼 수 있는 간단 미용 처방을 소개하면 다음과 같다.

처방 ①
토마토 계란

【재료】 토마토 2개, 계란 1개.

【응용법】

· 토마토는 씻어두고 계란은 삶아놓는다.

· 이렇게 만든 것을 매일 1～2회씩 먹되 토마토와 계란을 함께 먹도록 한다.

【효능】 이 처방은 허약한 증상을 보하고 피의 생성을 촉진하여 피부를 윤택하게

하고 얼굴을 곱고 탄력있게 한다. 따라서 평소 얼굴색이 초췌하고 빈혈이 있을 때 복용하면 효과적이다.

허방 ②
포도즙

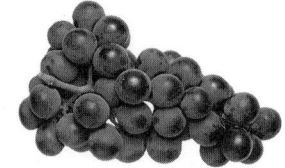

【재료】 싱싱한 포도 250g, 벌꿀 250g.

【응용법】

· 포도를 알알이 따서 씻은 뒤 믹서기에 넣고 그 즙을 짜낸다.

· 포도즙에 벌꿀을 섞은 뒤 병에 담아서 냉장고에 보관한다.

· 이를 매일 2회씩 마시되 한 번에 복용하는 양은 15~30ml를 마신다.

【효능】 이 처방은 피의 생성을 촉진하고 기를 보하며 얼굴의 혈색이 돌게 하면서 부드럽게 한다. 따라서 얼굴색이 초췌하고 혈색이 없으며 빈혈 증상이 있을 때 복용하면 좋다.

허방 ③
대추 호박죽

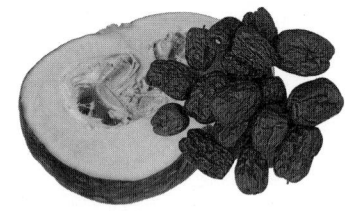

【재료】 대추 50g, 늙은 호박 100g, 쌀 100g.

【응용법】

· 쌀은 씻고 대추는 따뜻한 물에 씻는다.

· 호박은 토막 썰어서 쌀, 대추와 함께 물로 죽을 끓이면 된다.

· 매일 한 번씩 끓여서 간식으로 2회 정도 복용한다.

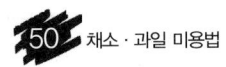

【효능】이 처방은 심장을 튼튼하게 하고 보혈하며 얼굴색과 피부가 고와지게 한다. 따라서 평소 얼굴색이 초췌하고 핏기가 없으며 소화불량과 빈혈 증상이 동반될 때 복용하면 좋다.

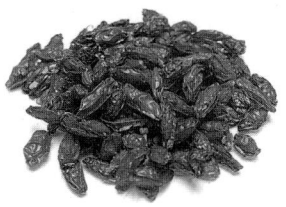

처방 ④
구기자 둥굴레차

【재료】구기자 · 둥굴레 각각 15g.

【응용법】

· 두 가지 약재를 돌냄비에 넣고 물 2그릇을 부어서 1그릇 정도가 남게 달인다.

· 매일 한 첩을 2회로 나누어 달여 그 즙을 마신다.

【효능】이 처방은 정혈(精血)을 보하고 피부를 곱고 부드럽게 한다. 따라서 얼굴이 초췌하고 혈색이 없으며 누렇게 핏기가 없을 때 응용하면 좋은 효과가 있다.

처방 ⑤
팥 참마죽

【재료】팥 20g, 참마 30g, 대추 10개, 땅콩 알맹이 30g, 좁쌀 50g, 설탕 30g.

【응용법】

· 먼저 팥과 땅콩을 푹 퍼지게 삶는다.

· 그런 다음 여기에 좁쌀, 대추, 참마, 설탕을 넣고 묽은 죽으로 끓인다.

· 이를 매일 한 번씩 끓여서 2~3회로 나누어 복용한다.

【효능】이 처방은 비장과 위장을 튼튼하게 하고 심장과 신장의 기능을 돕는다. 또

기혈의 흐름을 원활히 하여 얼굴색에 핏기가 돌고 곱게 한다. 특히 피부에 탄력이 있으면서 부드럽게 하는 효능이 있기도 하다. 따라서 얼굴색이 초췌하고 핏기가 없으면서 빈혈 증상이 있을 때 복용하면 좋다.

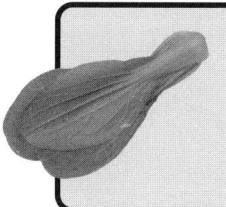

피지 분비가 과다할 때

채소 · 과일 미용법

얼굴에 기름기가 많은 것은 피지 분비가 과다한 것이 그 원인이다. 피부에 피지 분비가 과다한 것은 피부 미용에 있어서 최대의 적이다. 각종 피부 트러블을 일으키는 원인이 되기 때문이다.

이는 지성 피부나 기름진 음식의 섭취와도 연관이 깊다.

따라서 다음의 간단 미용 처방을 쓰면 증상을 개선하는 데 좋은 효과가 있다. 이와 더불어 평소 기름지고 매운 음식, 당분이 많은 음식의 섭취를 줄이고 채소와 과일을 많이 먹도록 해야 한다.

처방 ①
유채즙

【재료】유채 1포기, 오렌지 1개.
【응용법】
· 유채는 깨끗이 씻어서 물기를 뺀 다음 잘게 썰어서 믹서기에 넣어 유채즙을 짜

낸다.

· 오렌지도 두 쪽으로 쪼개어 그 즙을 짜낸 다음 유채즙과 섞어서 얼굴을 씻으면서 바른다.

· 매일 1회씩 행하여 7~10일간 계속한다.

【효능】 이렇게 하면 얼굴의 기름기를 제거하여 피부를 깨끗하고 부드럽게 하는 효능이 있다.

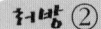

미나리 세안수

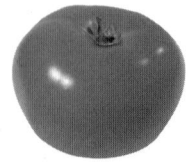

【재료】 미나리 1포기, 레몬즙 약간.

【응용법】

· 미나리를 씻은 뒤 잘게 썰어서 믹서기로 즙을 낸다. 그런 다음 여기에 레몬즙 몇 방울을 섞는다.

· 이렇게 만든 것을 세안수에 혼합한 다음 얼굴을 씻는다.

· 매일 1~2회씩 늘 행하면 좋다.

【효능】 이 처방은 얼굴의 기름기를 제거하여 피부를 곱고 깨끗하게 한다.

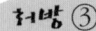

토마토 즙

【재료】 토마토 1개.

【응용법】

· 토마토를 깨끗이 씻어서 잘게 썬 뒤 믹서기에 넣고 갈아서 그 즙을 얼굴에 바른

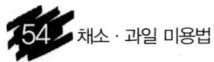

다.

· 바른 뒤 20~25분 가량 두었다가 맑은 물로 씻어낸다.

· 매일 1~2회씩 늘 응용한다.

【효능】이 처방은 얼굴의 기름기를 제거하여 피부를 곱고 깨끗하게 하며 부드럽게 한다. 자주 활용하면 효과가 좋다.

특히 얼굴의 기름기가 많으면서 여드름이 나 있는 피부에 활용하면 좋은 효과를 볼 수 있다.

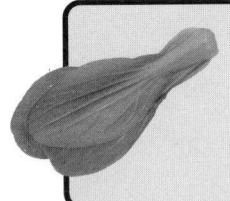

피부가 검고 거칠 때

채소 · 과일 미용법

피부가 검고 거친 것은 대부분 햇볕에 과다 노출되었거나 비타민 B군이 결핍된 경우이다. 또 질이 나쁜 화장품을 썼을 때도 그렇다.

이럴 경우 그 치료는 피부를 윤택하게 하고 희게 하는 비타민을 보충해주어야 한다. 그리고 평소 햇볕에 노출되는 것을 주의하고 채소와 과일을 많이 먹도록 한다.

특히 이때 자신의 상태에 따라 다음에 소개하는 간단 미용 처방을 응용하면 많은 도움이 된다.

처방 ①

푸른 채소잎 팩

【재료】 푸른 채소 잎 750g, 두부 1모.

【응용법】

· 푸른 채소잎을 잘 씻은 뒤 물기를 뺀 다음 분쇄기로 곱게 간다.

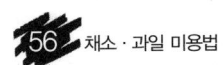

· 이를 두부와 함께 믹서기에서 혼합하여 팩 재료로 만든다.

· 그런 다음 미지근한 물로 세안을 하고 나서 만들어놓은 팩 재료를 얼굴에 골고루 바른다.

· 약 20~25분쯤 지나면 맑은 물로 씻어낸다.

· 매주 3~5회 정도 행한다.

【효능】 이 처방은 피부를 곱게 하고 희게 하므로 얼굴을 부드럽게 한다. 따라서 얼굴이 검고 피부가 거칠어졌을 때 응용하면 좋은 효과가 있다.

처방 ②
무즙

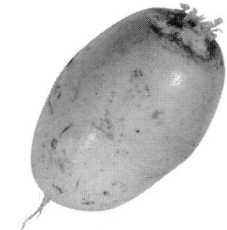

【재료】 흰 무 1개.

【응용법】

· 무를 깨끗이 씻어서 작은 토막으로 썬 뒤 믹서기에 넣고 그 즙을 짜낸다.

· 이렇게 만든 무즙에 같은 양의 냉수를 섞은 뒤 그 물로 얼굴을 천천히 씻으면서 문질러댄다.

· 매일 1회씩 늘 행한다.

【효능】 이 처방은 피부를 윤택하게 하고 희고 부드럽게 하므로 피부 미용에는 다시없는 처방이다. 특히 얼굴이 검고 피부가 거칠어졌을 때 응용하면 좋다.

처방 ③
토마토 여주팩

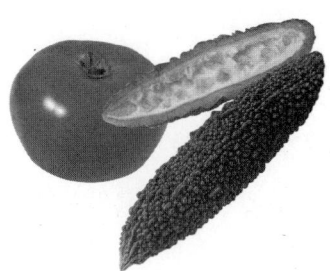

【재료】토마토 1개, 여주 1개, 계란 흰자위 1개.

【응용법】

· 여주를 깨끗이 씻고 그 껍질과 씨앗을 제거한 뒤 부드럽게 찧는다.

· 여기에 계란 흰자위를 섞어서 팩재료로 만들어놓는다.

· 그런 다음 미지근한 물로 얼굴을 깨끗이 씻은 뒤 만들어놓은 재료를 얼굴에 골고루 펴바른다.

· 약 20~30분쯤 있다가 맑은 물로 씻어낸다. 매일 또는 하루 걸러 한 번씩 시행한다.

【효능】이 처방은 피부를 윤택하게 하고 검은 피부, 거칠어진 피부를 개선하는 효과가 있다.

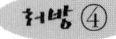

오이 수세미 음료

【재료】오이 2개, 수세미외 1개, 두부 1모, 벌꿀 약간.

【응용법】

· 오이와 수세미는 깨끗이 씻어서 토막을 낸 뒤 믹서기에 넣어 그 즙을 짜낸다.

· 그런 다음 벌꿀을 섞어 음료로 만들어놓는다.

· 한편 오이와 수세미 찌꺼기, 그리고 두부를 믹서기에 넣고 혼합하여 팩재료로 만든다.

· 미지근한 물로 얼굴을 씻은 뒤 만들어놓은 팩 재료를 얼굴에 펴바른다.

· 20~30분 가량 두었다가 맑은 물로 씻어내고 음료수도 마신다.

· 날마다 또는 하루 걸러 한 번씩 시행한다.

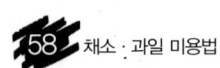

【효능】이 처방은 열을 내리고 피부를 윤택하게 하여 거칠어진 증상을 개선하는 효능이 있다. 따라서 검고 거칠어진 피부가 걱정될 때 응용하면 좋은 효과가 있다.

처방⑤
애호박 팩

【재료】애호박 100g, 두부 1모

【응용법】

· 호박은 껍질을 벗기고 잘게 썬 다음 두부와 함께 믹서기에서 갈아 팩 재료로 만든다.

· 그런 다음 미지근한 물로 얼굴을 씻은 뒤 만들어놓은 팩 재료를 바르고 약 20~30분 정도 있다가 맑은 물로 씻어낸다.

· 매주 3~4회 정도 행한다.

【효능】이 처방은 피부를 곱고 희게 하며 얼굴을 부드럽게 하는 효능이 있다. 따라서 피부가 검고 거칠어졌을 때 응용하면 좋다.

처방⑥
호박속 팩

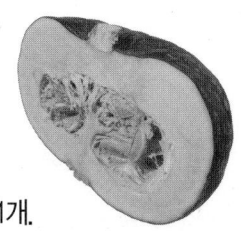

【재료】늙은 호박속 적당량, 계란 흰자위 1개.

【응용법】

· 호박 속의 씨를 제거하고 부드럽게 찧은 다음 계란 흰자위를 넣고 팩 재료로 혼

합한다.

· 그런 다음 미지근한 물로 얼굴을 씻은 뒤 만들어놓은 팩 재료를 얼굴에 바른다.

· 약 20~30분 정도 있다가 물로 씻어낸다.

· 매일 또는 하루 걸러 한 번씩 시행한다.

【효능】이 처방은 열을 내리고 피부를 윤택하게 한다. 또 얼굴을 곱고 희며 부드럽게 만든다. 따라서 평소 피부가 검고 거칠어졌을 때 응용하면 좋다.

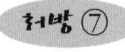

수박즙

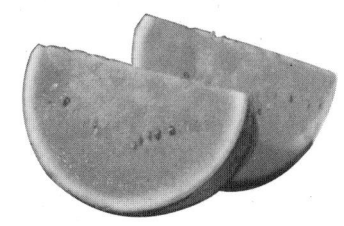

【재료】수박 적당량.

【응용법】

· 수박 속살을 파내어 찧어서 그 즙을 짜낸다.

· 그런 다음 미지근한 물로 얼굴을 씻은 뒤 솜 또는 면봉에 수박즙을 묻혀서 얼굴에 골고루 바른다.

· 약 20~30분 정도 있다가 맑은 물로 씻어낸다. 매일 1회씩 행한다.

【효능】이 처방은 피부를 윤택하게 하므로 얼굴을 희고 고우며 부드럽게 하는 효능이 있다. 따라서 피부가 검고 거칠어졌을 때 응용하면 좋은 효과가 있다.

수박껍질

【재료】속이 붉은 수박껍질 몇 조각.

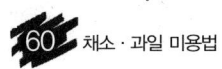

【응용법】

· 수박껍질로 얼굴을 골고루 문지른 다음 5분 정도 지나면 씻어낸다.

· 매일 1회 또는 하루 걸러 한 번씩 행한다.

【효능】 이 처방은 피부를 윤택하게 하고 검고 거칠어진 피부를 희고 탄력있게 하는 효능이 있다. 따라서 얼굴색이 검고 거칠어졌을 때 응용하면 좋다.

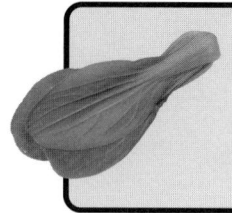

넓어진 모공 축소하는
채소 · 과일 미용법

피부의 모공이 넓어지면 그것은 피부 미용에 치명적이다. 화장을 해도 잘 받지 않고 매끄러운 피부는 그야말로 그림의 떡이 되기 때문이다.

모공이 넓어지는 이유는 많다. 대부분 빈발성 여드름이나 햇빛에 과도하게 노출되었을 경우, 또 알칼리성 비누를 많이 쓰거나 너무 뜨거운 물로 세안을 해도 모공은 넓어질 수가 있다.

이에 대한 치료는 피부결을 윤택하게 해서 얼굴을 부드럽게 해야 한다.

그리고 평소에 참깨, 호두, 당근 등을 즐겨 먹고 매운 음식을 피하는 것도 예방하는 방법 중의 한 가지이다.

처방 ①
미나리 호박 팩

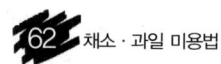

【재료】 미나리 1뿌리, 늙은 호박(일반 호박도 된다) 50g, 상추 50g, 신선한 연근 50g, 두부 1모.

【응용법】

· 미나리, 호박(껍질을 벗긴다), 상추, 연근(껍질을 벗긴다) 등을 씻어서 물기를 뺀 다음 믹서기에 넣고 곱게 간다.

· 여기에 두부를 넣고 골고루 섞어 팩 재료로 만든다.

· 그런 다음 먼저 미지근한 물로 얼굴을 씻은 뒤 팩 재료를 모공이 넓어진 부위에 펴바른다.

· 약 15~30분쯤 두었다가 미지근한 물로 씻어낸다. 매주 3~4회 정도 행한다.

【효능】 이 처방은 피부에 영양을 공급하여 모공을 수축시키고 얼굴을 부드럽고 세밀하게 하는 효능이 있다.

처방 ②
토마토 상추 음료

【재료】 토마토 2개, 상추 150g, 계란 흰자위 1개, 벌꿀 약간.

【응용법】

· 토마토, 상추를 깨끗이 씻은 뒤 잘게 썰어서 믹서기에 넣고 그 즙을 짜낸다.

· 그런 다음 여기에 벌꿀을 섞는다.

· 다른 한편으로는 토마토와 상추의 찌꺼기에 계란 흰자위를 섞어서 팩 재료로 만든다.

· 그런 다음 얼굴을 미지근한 물로 깨끗이 씻은 다음 만들어놓은 팩 재료를 펴바른다.

· 약 20~25분 정도 지나면 씻어내고 그 즙은 음료로 삼아 마신다.

· 매주 2~3회씩 행한다.

【효능】이 처방은 피부를 윤택하게 하고 모공을 수축시키며 얼굴을 부드럽게 하는 효능이 있다.

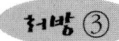

당근 양배추 팩

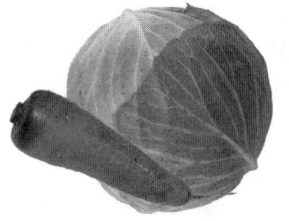

【재료】당근 1개, 양배추 50g, 계란 흰자위 1개.

【응용법】

· 당근과 양배추를 깨끗이 씻어서 잘게 썬 다음 믹서기에 넣고 곱게 갈아내어 계란 흰자위를 섞어서 팩 재료로 만든다.

· 그런 다음 미지근한 물로 얼굴을 깨끗이 씻은 뒤 팩 재료를 바른다.

· 약 20~25분쯤 지나면 물로 씻어낸다. 매주 3회 정도 행한다.

【효능】이 처방은 살결을 윤택하게 하고 피부를 부드럽고 탄력있게 하는 효능이 있다. 특히 모공이 넓으면서 거친 피부에 응용하면 좋은 효과가 있다.

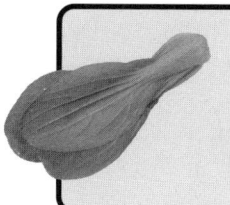

피부가 거칠어졌을 때
채소 · 과일 미용법

피부가 건조하고 거칠어지게 되면 주름살이 쉽게 생기게 된다. 이는 대부분 햇볕에 과다하게 노출되었거나 여드름이 돋아났거나 비타민이 부족하여 빚어지는 현상이다.

이에 대한 치료는 피부를 윤택하게 하고 혈액순환을 원활히 하면서 비타민을 보충시켜 주어야 한다. 다음의 처방들을 적절히 응용하면 좋은 효과를 거둘 수 있을 것이다.

처방 ①
당근 오이즙

【재료】 당근 5개, 오이 1개, 계란흰자위 1개, 벌꿀 약간.

【응용법】

· 당근과 오이는 깨끗이 씻은 뒤 물기를 뺀 다음 잘게 썰어서 믹서기에 넣고 그 즙을 짜낸다.

· 이렇게 짜낸 즙에 벌꿀을 넣어 음료로 만들어놓는다.

· 다른 한편으로는 당근과 오이 찌꺼기를 계란 흰자위로 개어서 팩 재료로 만든다.

· 이렇게 만든 음료는 차처럼 만들어 즉석에서 마시고 팩 재료는 얼굴에 골고루 펴바른다.

· 약 20∼25분 정도 지나면 씻어낸다. 매일 1회씩 행한다.

【효능】이 처방은 피부에 영양을 줌으로써 피부를 부드럽고 곱게 한다. 따라서 거친 피부 개선에 좋은 효과가 있다.

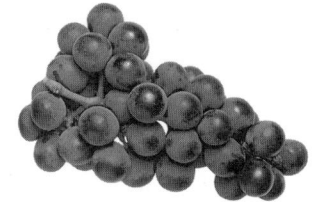

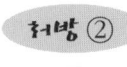
포도즙

【재료】싱싱한 포도 3∼5알, 냉수 약간.

【응용법】

· 포도는 깨끗이 씻어서 즙을 짜낸 뒤 냉수를 약간 넣어 골고루 섞는다.

· 이렇게 만든 즙을 얼굴에 바르고 15∼20분 정도 있다가 깨끗한 물로 씻어낸다.

· 매일 1∼2회 정도 행한다.

【효능】이 처방은 피부결을 윤택하게 하고 부드럽게 하면서 탄력있게 하는 효능이 있다. 특히 여드름으로 인해 거칠어진 피부를 개선하는 데 좋은 효과가 있다.

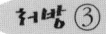
포도 양배추 즙

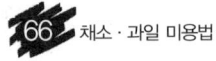

【재료】 싱싱한 포도 100g, 양배추 75g, 토마토 1개, 두부 1모, 벌꿀 약간.

【응용법】

· 포도는 씨를 제거한다.

· 양배추와 토마토는 깨끗이 씻어서 잘게 썬 다음 믹서기에 넣고 그 즙을 짜낸다.

· 이렇게 짜낸 즙에 벌꿀을 섞어 음료로 만든다.

· 다른 한편으로는 남은 찌꺼기를 두부와 함께 팩 재료로 버무려 놓는다.

· 그런 다음 미지근한 물로 얼굴을 깨끗이 씻은 다음 팩 재료를 펴바른다.

· 약 20~25분쯤 지나서 물로 씻어낸다.

· 그리고 음료도 함께 마신다.

· 이 방법을 매주 3~4회 정도 시행한다.

【효능】 이 처방은 피부를 윤택하게 하고 얼굴을 부드럽게 하면서 피부의 탄력을 높여주는 효능이 있다. 따라서 거칠어진 피부 개선에 좋다.

처방 ④
귤 껍질 세안

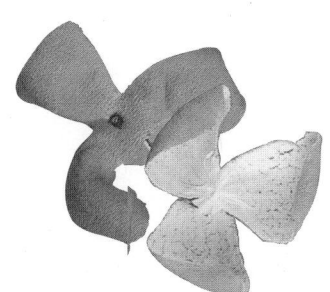

【재료】 귤 껍질 약간.

【응용법】

· 귤껍질을 깨끗이 씻은 뒤 가늘게 채썬다.

· 귤껍질은 끓인 물에 잠시동안 넣어 우려낸 다음 그 물로 세안을 한다. 목욕을 해도 좋다.

· 매일 한 번씩 시행한다.

【효능】 이 처방은 피부 결을 윤택하게 하고 부드럽게 하며 세밀하게 만드는 효능

이 있다.

처방 ⑤
녹차물 세안

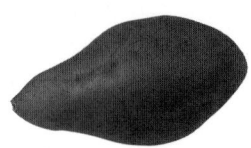

【재료】마시고 남은 녹차물 적당량.

【응용법】

· 마시고 남은 녹차물로 매일 1~2회씩 세안을 한다.

【효능】이 처방은 피부를 윤택하게 하고 부드럽게 하는 효능이 있다. 따라서 피부가 거칠어졌을 때 응용하면 좋은 효과가 있다.

처방 ⑥
팥꽃즙

【재료】싱싱한 팥꽃 적당량.

【응용법】

· 팥꽃을 찧어서 즙을 짜낸 뒤 얼굴에 바른다.

· 매일 1~2회씩 시행한다.

【효능】이 처방은 피부를 윤택하게 하고 거칠어진 피부와 색소반점을 없애주는 효능이 있다.

처방 ⑦
고구마즙 미용법

【재료】 싱싱한 고구마 1개.

【응용법】

· 고구마는 깨끗이 씻어서 자르면 잘린 면에서 우유빛의 즙이 나오는데 그것을 얼굴에 바른다.

· 매일 2회씩 시행한다.

【효능】 이 처방은 피부를 부드럽게 하고 세밀하게 하는 효능이 있다. 따라서 피부가 거칠어졌을 때 응용하면 좋다.

처방 ⑧
레몬 껍질차

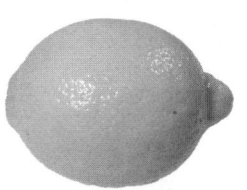

【재료】 레몬 껍질 적당량.

【응용법】

· 레몬껍질은 잘 씻어서 채로 썰어 바짝 말린다.

· 이를 매일 끓는 물에 우려내어 차 대신 마신다.

· 또 레몬껍질을 믹서기에 곱게 갈아서 계란 흰자위, 벌꿀과 버무려 얼굴에 팩으로 응용해도 좋다.

【효능】 이 처방은 비장을 튼튼하게 하고 피부를 윤택하게 하여 피부를 부드럽고 곱게 하는 효능이 있다. 특히 피부가 거칠어졌을 때 응용하면 좋은 효과가 있다.

처방 ⑨
귤껍질차

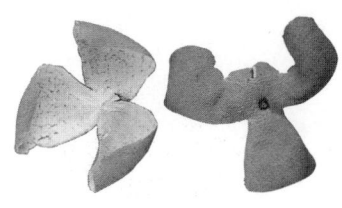

【재료】귤껍질 적당량.

【응용법】

· 귤껍질을 잘 씻어서 채로 썬 뒤 바짝 말린다.

· 이를 매일 끓는 물에 우려내어 차 대신 마신다.

· 또는 귤껍질과 껍질과 씨를 제거한 대추를 함께 찧어서 계란흰자위와 함께 버무려 팩 재료로 하여 얼굴에 바른 뒤 20분 정도 있다가 씻어낸다.

【효능】이 처방은 비장과 폐를 윤택하게 하여 피부와 살결을 부드럽고 곱게 하는 효능이 있다. 따라서 피부가 거칠어졌을 때 응용하면 좋다.

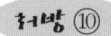

처방 ⑩
참깨 미용법

【재료】참깨 10g, 녹차잎 3g.

【응용법】

· 참깨를 고소하게 볶아놓고 녹차는 끓는 물에 우려낸다.

· 참깨와 녹차잎을 함께 씹어먹으며 차로 마신다. 매일 1회씩 행하되 25일간 계속한다.

【효능】이 처방은 피부를 자양하고 부드럽게 하며 곱게 하는 효능이 있다. 특히 피부가 거칠어졌을 때 좋은 효과가 있다.

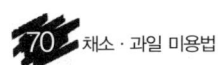

처방 ⑪
황두 미용법

【재료】 싱싱한 황두 150g, 식초 적당량.

【응용법】

· 콩은 깨끗이 씻은 뒤 물기를 제거하고 식초에 보름동안 재운다.

· 매일 식초콩 5〜10알씩을 먹는다.

【효능】 이 처방은 비장을 튼튼하게 하고 피부를 윤택하게 하여 부드럽고 곱게 하는 효능이 있다. 따라서 거친 피부를 윤기있게 한다.

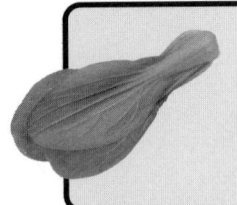

자글자글 주름살 걱정될 때
채소·과일 미용법

얼굴의 주름살은 대부분 피부가 혈액으로부터 영양을 공급받지 못하여 점차 노쇠해지면서 빚어지게 되는 것이다.

그래서 약재 또는 이에 좋은 식품을 먹음으로써 기혈을 보하고 오장육부를 조절해 주면 그 증상을 개선시킬 수 있다.

겉으로 행하는 치료는 기혈을 소통시키고 피부에 영양을 공급하는 것을 위주로 해야 한다.

특히 평소 물을 충분히 마시고 햇빛에 노출되는 것을 삼가야 한다. 이와 더불어 충분한 수면과 긴장, 스트레스 등을 받지 않도록 생활리듬을 적절히 조절하는 것도 중요하다.

그러면서 다음에 소개하는 미용 처방을 적극적으로 활용하면 좋은 효과를 볼 수 있다.

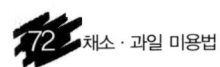

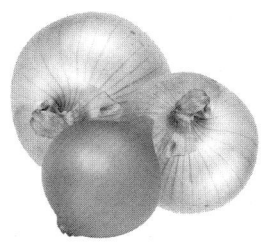

처방 ①
양파 활용법

【재료】양파 1/2개.

【응용법】

· 양파는 깨끗이 씻어서 얇게 썬 뒤 냉수 한 그릇에 담근다.

· 2~4시간 지난 뒤 양파를 담근 물로 얼굴의 주름살 부위를 씻으면서 주무른다.

· 매일 1~2회 정도 행한다.

· 이때 주의할 점은 양파 우려낸 물로 세안을 할 때 눈에 들어가지 않도록 해야
한다.

【효능】이 처방은 피부를 윤택하게 하고 주름살을 펴주는 효과가 있다.

처방 ②
당근계란 연근고

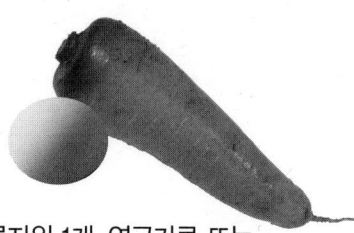

【재료】신선한 당근 2개, 계란 노른자위 1개, 연근가루 또는
부드럽게 갈아놓은 것 약간.

【응용법】

· 당근은 깨끗이 씻은 뒤 곱게 갈아서 계란 노른자위, 연근 갈아놓은 것과 골고루
섞어놓는다.

· 그런 다음 미지근한 물로 세안을 한 뒤 만들어놓은 당근계란연근고를 얼굴에
골고루 펴바른다.

· 20~30분 쯤 지난 후 미지근한 물로 세안을 하고 다시 냉수로 세안을 한다.

· 매일 1회씩 행한다.

【효능】 이 처방은 피부에 영양을 공급하여 주름살을 몰아내고 얼굴을 아름답게 하는 효능이 있다.

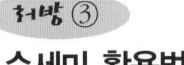

수세미 활용법

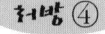

【재료】 싱싱한 수세미 1개, 벌꿀 약간, 알콜 약간.

【응용법】

· 수세미를 깨끗이 씻어서 물기를 제거한 다음 잘게 썰어 그 즙을 짜낸다.

· 여기에 벌꿀, 알콜을 넣고 잘 섞어서 벌꿀즙을 만든다.

· 그런 다음 미지근한 물로 세안을 한 다음 수세미벌꿀즙을 얼굴에 골고루 펴바른다.

· 20분 정도가 지나면 깨끗한 물로 씻어낸다.

· 매일 1~2회씩 행한다.

【효능】 이 처방은 피부를 윤택하게 하고 주름살을 몰아내는 효능이 있다.

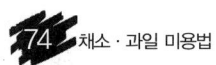

수세미 넝쿨즙

【재료】 수세미 넝쿨즙 15㎖, 밤속껍질 50g, 벌꿀 약간.

【응용법】

· 밤속 껍질을 불에 바짝 말려서 가루로 만든다.

· 이렇게 만든 것을 벌꿀과 함께 섞어 약밀을 만들어놓는다.

· 그런 다음 미지근한 물로 얼굴을 깨끗이 씻어낸 뒤 수세미 넝쿨즙을 얼굴에 바르고 다시 약밀을 수세미 넝쿨즙과 잘 섞어서 얼굴에 바른다.

· 매일 1~2회 정도 행한다.

【효능】 이 처방은 혈액순환을 촉진하는 효능이 있어 피부를 윤택하게 하고 주름살을 펴주는 효능이 있다.

처방 ⑤
수세미팩

【재료】 수세미 250g, 오이 250g, 벌꿀 약간, 두부 1모.

【응용법】

· 수세미와 오이는 깨끗이 씻어서 잘게 썬 뒤 믹서기에 넣고 그 즙을 짜낸다.

· 여기에 벌꿀을 섞고 음료로 만들어놓는다.

· 그런 한편 그 찌꺼기는 두부와 함께 섞어서 팩 재료로 만들어 얼굴에 골고루 펴바른다.

· 20~25분 정도 지난 뒤 맑은 물로 씻어내고 만든 음료는 마신다.

· 매일 또는 하루 걸러 한 번씩 행한다.

【효능】 이 처방은 피부를 윤택하게 하고 주름살을 예방하면서 제거하는 효능이 있다.

처방 ⑥
호박 약즙

【재료】 호박 적당량, 벌꿀 약간.

【응용법】

· 호박은 잘게 썬 뒤 찧어서 망사주머니에 넣고 그 즙을 짜낸다.

· 그런 다음 벌꿀을 섞어서 약즙으로 만들어놓는다.

· 얼굴을 미지근한 물로 깨끗이 씻은 뒤 약즙을 바르고 20분쯤 있다가 씻어낸다.

· 매일 한 번씩 행한다.

【효능】 이 처방은 피부를 윤택하게 하고 주름살을 해소하는 효능이 있다.

처방 ⑦
모과 미용법

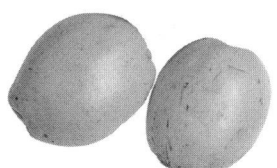

【재료】 모과 1개, 살구씨 30g, 바세린 30g.

【응용법】

· 모과는 씨를 빼내고 그 껍질을 벗긴 뒤 90g 정도를 살구씨와 함께 부드럽게 찧는다.

· 여기에 바세린을 섞은 뒤 매일 밤 잠자리에 들기 전에 얼굴에 바르고 다음날 아침에 씻어낸다.

【효능】 이 처방은 피부를 윤택하게 하여 주름살을 제거하는 효능이 있다.

처방 ⑧
꿀껍질 미용법

【재료】 귤껍질 · 소주 각각 적당량.

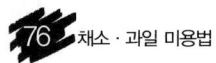

【응용법】

· 귤껍질은 깨끗이 씻어서 물기를 뺀 뒤 죽처럼 부드럽게 으깨어 찧는다.

· 이를 소주에 일주일 가량 재워서 얼굴에 바른다.

· 하루 1~2회 정도 행한다.

【효능】 이 처방은 피부를 윤택하게 하고 주름살을 제거하는 효능이 있다.

허방 ⑨
감나무잎 미용법

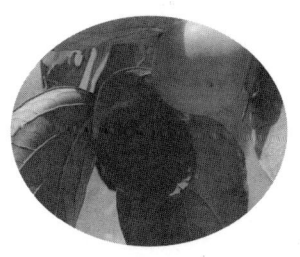

【재료】 감나무잎 적당량.

【응용법】

· 감나무잎을 85℃ 정도의 뜨거운 물에 15초 동안 데쳐내어 물기를 제거한 뒤 응달에 바짝 말려 고운 가루로 만든다.

· 이렇게 만든 것을 매일 10g씩 끓인 물로 우려내어 차로 마신다.

· 또 싱싱한 감잎과 귤껍질을 함께 찧어서 벌꿀을 섞은 뒤 얼굴에 펴바른다.

· 20~30분쯤 후에 씻어내면 된다. 이 팩을 하루 한 번씩 행한다.

【효능】 이 처방은 혈액순환을 촉진하고 피부를 윤택하게 하여 주름살을 제거하는 효능이 있다. 늘 사용하면 좋은 효과가 있다.

허방 ⑩
알로에 계란즙

【재료】 싱싱한 알로에 적당량, 계란 흰자위 1개.

【응용법】

· 알로에를 씻어서 물기를 닦은 뒤 그 즙을 1스푼 정도 짜내어 계란 흰자위를 섞는다.

· 매일 밤 잠자리에 들기 전에 미지근한 물로 세안을 한 뒤 알로에계란즙을 얼굴에 바르면서 안마를 행한다.

· 주름살이 펴질 때까지 시행한다.

【효능】 이 처방은 피부결을 윤택하게 하여 주름살을 제거하는 효능이 있다.

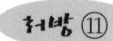

알로에팩

【재료】 알로에 5g, 당근 50g, 레몬즙 몇 방울, 계란 흰자위 1개.

【응용법】

· 알로에와 당근은 깨끗이 씻어서 물기를 제거한 뒤 잘게 썰어서 찧은 뒤 망사 주머니에 넣고 그 즙을 짜낸다.

· 여기에 계란 흰자위와 레몬즙을 넣고 잘 섞어서 팩재료로 만든다.

· 우선 미지근한 물로 세안을 한 뒤 팩 재료를 얼굴에 골고루 펴바른다.

· 20~25분 정도 지나면 씻어낸다.

· 매일 또는 하루 걸러 한 번씩 시행한다.

【효능】 이 처방은 피부를 윤택하게 하여 주름살을 제거하는 효능이 있다.

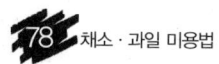

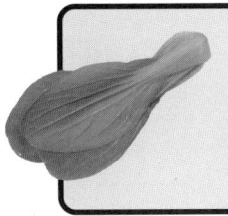

건성 피부 잔주름 없애는
채소 · 과일 미용법

건성피부의 경우는 늘 피부가 건조하기 때문에 자칫 잘못하면 잔주름이 자글자글 생기기 쉽다.

그래서 건성피부를 가진 사람은 평소 각별한 주의가 필요하다. 이러한 건성피부의 잔주름 발생을 미연에 예방하는 채소 · 과일 미용법을 소개하면 다음과 같다.

처방 ①
상추 계란팩

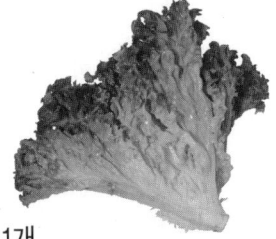

【재료】 상추 100g, 계란 흰자위 1개.

【응용법】

· 상추는 깨끗이 잘 씻어서 물기를 뺀 뒤 즙이 되도록 찧어놓고 계란 흰자위와 혼합해서 팩 재료로 만든다.

· 그런 다음 얼굴을 맑은 물로 씻은 뒤 팩 재료를 바른다.

· 20～25분 정도 지나면 물로 씻어낸다.

· 매일 2～3회 정도 행한다.

【효능】이 처방은 살결과 피부를 윤택하게 하여 주름살을 제거하는 효능이 있다.

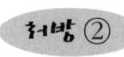
미나리 당근팩

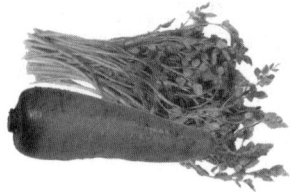

【재료】미나리 1포기, 꽃양배추 50g, 당근 75g, 계란 흰자위 1개.

【응용법】

· 미나리와 꽃양배추, 당근을 깨끗이 씻어서 잘게 썬 뒤 분쇄기에 넣고 곱게 간다.

· 그런 다음 계란 흰자위와 섞어서 팩 재료로 만든다.

· 얼굴을 미지근한 물로 깨끗이 씻은 다음 팩 재료를 골고루 펴바른다.

· 약 20～25분 정도 있다가 미지근한 물로 씻어낸다.

· 이 팩을 매주 2～3회 정도 행한다.

【효능】이 처방은 피부를 자양하고 윤택하게 만들어 주름살을 제거하는 효능이 있다.

수세미 넝쿨즙 세안수

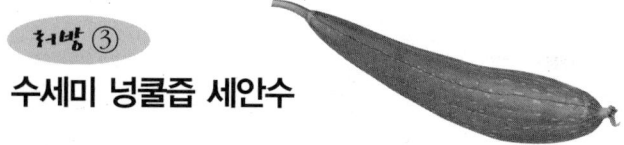

【재료】수세미 넝쿨즙 10ml, 레몬즙 10ml, 계란흰자위 1개, 벌꿀 적당량.

【응용법】

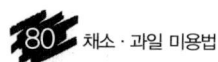

· 수세미 넝쿨즙과 레몬즙을 골고루 섞은 뒤 세안즙으로 한다.

· 계란흰자위는 거품기를 사용하여 거품을 낸 뒤 벌꿀을 섞어 계란벌꿀즙으로 만들어놓는다.

· 그런 다음 우선 세안즙을 세면대에 넣고 물을 약간 부어 섞은 뒤 얼굴을 씻으며 문질러댄 다음 20분 정도가 지난 뒤 맑은 물로 다시 세안을 한다.

· 그리고나서 부드러운 솔로 계란벌꿀즙을 얼굴에 바르고 바람을 쏘여 마르게 한 뒤 미지근한 물로 씻어낸다.

· 이 팩을 매주 3~4회 정도 행한나.

【효능】이 처방은 열을 내리고 피부를 윤택하게 하여 주름살을 제거하는 효능이 있다.

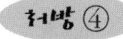

콩나물 미용술

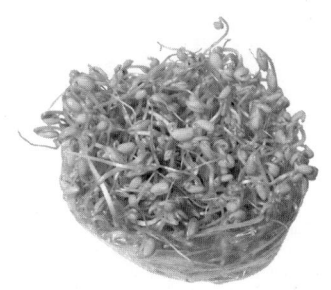

【재료】콩나물 적당량.

【응용법】

· 콩나물을 바짝 말린다.

· 말린 콩나물을 고소하게 볶아서 가루로 만들어놓는다.

· 한 번에 1.5~3g을 약주 10~15ml와 함께 따뜻하게 복용한다.

· 매일 3회를 복용하되 여러 제를 복용해야 좋은 효과를 볼 수 있다.

(콩나물 500g 말린 것을 한 제로 한다)

【효능】이 처방은 피부를 윤택하게 하여 주름살을 제거하는 효능이 있다.

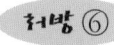

사과즙 세안수

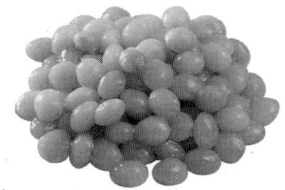

【재료】사과 2개, 우유 적당량.

【응용법】

· 사과는 깨끗이 씻어서 씨를 뺀 뒤 그 즙을 짜낸다.

· 이렇게 짜낸 사과즙 1컵에 우유 2컵을 섞어서 매일 아침과 저녁에 세안을 한다.

【효능】이 처방은 주름살을 제거하며 피부를 윤택하게 하는 효능이 있다.

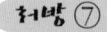

은행팩

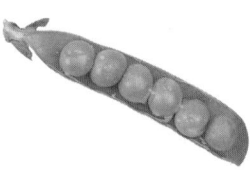

【재료】신선한 은행 약간.

【응용법】

· 은행은 그 껍질을 벗겨내고 속알을 찧어서 얼굴에 펴바른다.

· 매일 1~2회 정도 행한다.

【효능】이 처방은 주름살과 검버섯, 기미 등을 제거하는 효능이 있다.

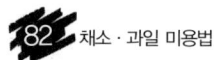

완두콩 도인연고

【재료】완두콩 100g, 복숭아씨 50g, 순무씨 50g, 벌꿀 · 계란흰자위 적당량.

【응용법】

· 완두콩, 순무씨, 복숭아씨를 가루로 만들어서 적당량을 취하여 벌꿀과 계란흰자 위로 버무려서 매일 밤 얼굴에 골고루 바르고 다음날 아침에 씻어낸다.

【효능】이 처방은 주름살을 펴주고 검버섯이나 기미 등을 제거하는 효능이 있다. 따라서 얼굴이 검으면서 주름살이 많을 때 응용하면 좋다.

처방 ⑧
밤 껍질 팩

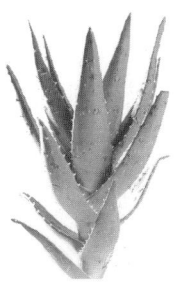

【재료】밤 속껍질 · 벌꿀 각각 적당량.

【응용법】

· 밤 속껍질을 불에 말려서 고운 가루로 만든 다음 벌꿀을 넣고 버무린다.

· 이렇게 만든 것을 매일 밤 얼굴에 바르고 잔 뒤 다음날 아침에 씻어낸다.

【효능】이 처방은 주름살과 검버섯을 제거하고 피부를 윤택하게 하는 효능이 있다. 따라서 주름이 많고 안색이 초췌할 때 응용하면 좋은 효과가 있다.

처방 ⑨
알로에즙

【재료】신선한 알로에즙 1스푼, 계란노른자위 1개, 글리세린 · 벌꿀 각각 적당량.

【응용법】

· 알로에즙과 계란노른자위, 글리세린, 벌꿀을 함께 섞어서 매일밤 세안을 끝낸 뒤 면봉으로 그 즙을 찍어서 주름살에 바른다.

· 바른 뒤 4~5분이 지나면 손으로 가볍게 안마를 행한다.

【효능】 이 처방은 피부를 윤택하게 하여 주름살을 펴주는 효능이 있다. 특히 얼굴이 온통 주름살 투성이일 때 응용하면 좋다.

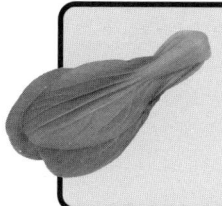

주근깨를 없애는
채소 · 과일 미용법

주근깨는 경락에 화(火)가 있거나 햇볕에 너무 과도하게 노출되었을 때, 혹은 유전 등으로 인해 빚어지는 피부 증상이다.

주로 얼굴 부위, 목 부위, 손등 등의 부위에서 많이 나타나는 경향이 있다.

색깔은 흑갈색 또는 엷은 흑색으로 흩어져 있는 반점 형태이다. 크기가 작은 것은 바늘 끝같고 큰 것은 녹두와 같다. 그 수는 많거나 적고 심지어 온 얼굴에 돋아날 때도 있다.

이에 대한 치료는 몸의 음을 자양하고 신장을 보해 주어야 한다. 또 혈액순환을 원활히 하고 경락 또한 소통시켜 주어야 한다.

특히 평소에 햇볕에 노출되는 것을 피하고 매운 음식을 적게 먹는 것도 예방에 도움이 된다. 증상에 따라 다음에 소개하는 처방을 활용하면 좋은 효과를 볼 수 있다.

가지 미용법

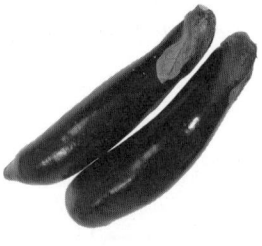

【재료】 싱싱한 가지 1개.

【응용법】

· 가지는 깨끗이 씻은 뒤 잘라서 가지속살로 환부를 가볍게 문질러준다.

· 가지가 마르면 다시 한 조각을 썰어서 계속 환부를 문지르며 환부에서 열이 날 때까지 한다.

· 매일 한 번씩 행한다.

【효능】 이 처방은 피부를 윤택하게 하고 경락을 소통시켜 주근깨를 제거하는 효능이 있다.

수세미 미용법

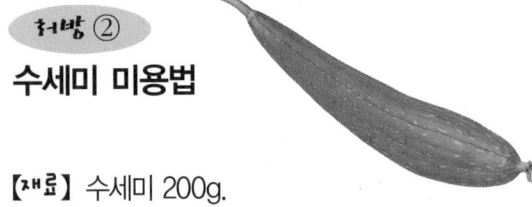

【재료】 수세미 200g.

【응용법】

· 수세미를 바짝 말린 뒤 가루로 만들어 물로 개어서 환부에 바른다.

· 매일 1~2회 정도 행한다.

【효능】 이 처방은 열을 내리고 경락을 소통시켜 주근깨나 색소반점을 제거하는 효능이 있다.

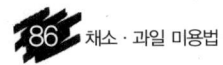

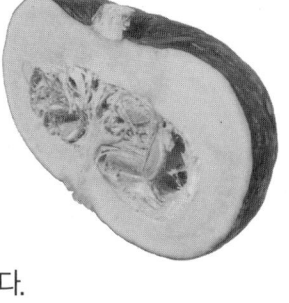

처방 ③
늙은 호박 즙

【재료】늙은 호박 1개, 술과 물 각각 반씩.

【응용법】

· 호박은 잘 씻어서 잘게 썬 뒤 솥에 넣는다.

· 여기에 술과 물을 붓고 한 번 끓인 뒤 약한 불로 30분 정도 달여서 그 즙을 걸러낸다.

· 그런 다음 약즙을 다시 약한 불로 진하게 달인 뒤 면봉으로 약즙을 찍어서 환부에 바른다.

· 매일 여러 번씩 하되 1단계 치료기간을 30~40일 정도로 계속해서 행한다.

【효능】이 처방은 열을 내리고 해독하면서 주근깨와 검버섯을 제거하는 효능이 있다.

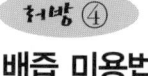

처방 ④
배즙 미용법

【재료】배 1개, 우유 50ml.

【응용법】

· 배는 껍질과 씨를 제거하고 잘게 썬 뒤 믹서기에 넣어 그 즙을 짜낸다.

· 이렇게 짜낸 배즙 30ml를 우유와 혼합한다.

· 그런 다음 면봉으로 찍어서 환부에 바른다. 매일 3~5회를 여러 날을 두고 계속한다.

【효능】이 처방은 열을 내리고 피부를 윤택하게 하므로 주근깨와 검은 반점, 검버섯 등을 제거하는 효능이 있다.

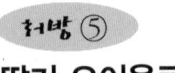

딸기 오이음료

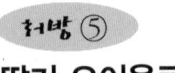

【재료】딸기 250g, 오이 40g, 두부 1모, 벌꿀 적당량.

【응용법】

· 딸기와 오이를 깨끗이 씻어서 썬 뒤 과즙기에 넣고 그 즙을 짜낸다.

· 그런 다음 벌꿀을 섞어서 음료로 만든다.

· 다른 한편으로는 딸기와 오이 찌꺼기에 두부를 함께 섞어 버무려 팩 재료로 만든다.

· 먼저 미지근한 물로 얼굴을 깨끗이 씻은 뒤 팩 재료를 바른다.

· 약 20~25분 정도 지난 뒤 맑은 물로 씻어낸다.

· 이와 동시에 만들어놓은 음료도 함께 마신다.

· 매주 3~4회 정도 시행한다.

【효능】이 처방은 피부를 윤택하게 하여 주근깨와 색소반점 등을 제거하는 효능이 있다.

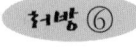

백합 율무즙

【재료】백합 6g, 율무 30g, 연밥 30g.

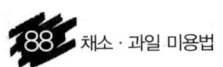

· 백합과 율무, 연밥을 깨끗이 씻은 뒤 솥에 넣고 물을 부은 뒤 센불로 한 번 끓이고 다시 약한 불로 한 시간 정도 끓인다.

· 이렇게 만든 것을 매일 아침, 저녁 공복에 먹는다.

【효능】 이 처방은 몸의 습열을 제거하고 건조함을 개선하여 여드름이나 주근깨, 검버섯 등을 제거하는 효능이 있다.

이 처방에 활용된 백합과 율무, 연밥 등은 열을 내리고 해독하는 작용이 뛰어나기 때문이다.

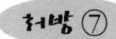

레몬즙 활용술

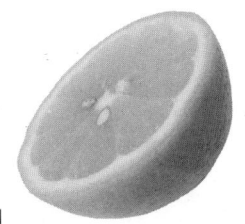

【재료】 레몬 1개, 계란 흰자위 1개.

【응용법】

· 레몬은 썬 뒤 그 즙을 낸다.

· 레몬즙 5방울을 계란흰자위에 짜넣고 골고루 섞은 뒤 주근깨나 검버섯이 난 부위에 바른다.

· 15~25분 정도 지나면 미지근한 물로 씻어낸다.

· 이를 매일 한 번씩 시행한다.

【효능】 이 처방은 열을 내리고 피부를 윤택하게 하므로 주근깨와 검버섯을 없애주는 효능이 있다. 특히 지성피부의 주근깨와 검버섯 제거에 좋다.

레몬즙

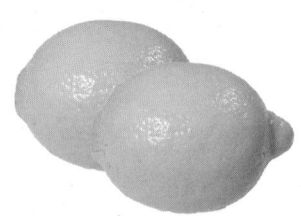

【재료】 레몬 2개, 설탕 약간.

【응용법】

· 레몬은 두 쪽으로 썰어서 그 즙을 짜낸 뒤 흰설탕을 섞어서 걸쭉하게 만든다.

· 그런 다음 면봉에 그 즙을 묻혀서 주근깨가 난 부위에 바른다.

· 약 15~25분 정도 지난 뒤 물로 씻어낸다. 이 방법은 매일 2회씩 행한다.

【효능】 이 처방은 피부를 윤택하게 하여 주근깨를 없애주는 효능이 있다. 특히 지성피부의 주근깨를 개선하는 데 좋은 효과가 있다.

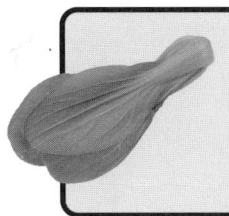

기미 없애는
채소·과일 미용법

치료가 잘 되지 않기로 악명이 높은 기미는 여성들의 피부 미용에 치명적인 영향을 미치는 피부 증상 중 하나이다.

이러한 기미는 대부분 근심 걱정과 우울, 간의 기가 적체되고 얼굴에 어혈이 뭉쳐져서 발생하기 쉽다. 또 비장의 기가 허약하고 기혈이 얼굴에 자양을 할 수가 없는 경우에도 나타난다.

대부분 볼, 이마, 코와 입 주위에서 생기는 크고 작은 황갈색 또는 갈색의 얼룩 무늬이다.

이는 대부분 사춘기가 지난 뒤의 여성에게 주로 나타나고 임신 기간에 있는 여성에게 많이 나타나는 경향이 있다. 또 월경불순이나 만성 간질환, 결핵, 종양 등의 병을 앓고 있을 때도 나타날 수 있다.

이에 대한 치료는 간장을 소통하고 비장을 튼튼하게 하여 기혈을 조화롭게 해야 한다. 평소 유쾌한 마음을 가지는 것도 이 증상의 치료에 도움이 된다. 자신의 상태에 따라 활용할 수 있는 간단한 미용 처방을 소개하면 다음과 같다.

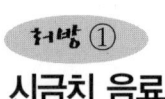

시금치 음료

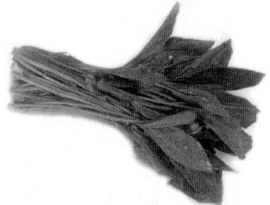

【재료】 시금치 200g, 우유 150g, 계란흰자위 · 벌꿀 각각 약간씩.

【응용법】

· 시금치는 깨끗이 씻어서 물기를 제거한 뒤 믹서기에 넣고 그 즙을 짜낸다.

· 그런 다음 우유와 벌꿀을 섞어서 음료로 만든다.

· 다른 한편으로는 시금치 찌꺼기에 계란 흰자위와 우유를 넣고 팩 재료로 만든다.

· 이렇게 만든 것을 얼굴에 골고루 펴바른다.

· 20~25분 정도 지나면 씻어내고 짜낸 즙은 음료로 마신다.

· 매일 한 번씩 행하되 계속해서 1~2개월 정도 시행한다.

【효능】 이 처방은 인체내 수분 대사를 조절하여 혈액순환을 촉진하는 효능이 있다. 이러한 작용으로 인해 피부를 곱게 하고 기미나 검버섯을 제거하게 된다.

☞해설

이 처방에 쓰인 시금치는 위장의 기능을 좋게 하고 혈액순환을 촉진하는 효과가 있다. 계란과 벌꿀은 시금치의 효능을 북돋아주는 효능이 있어 바르고 복용하면 활성 비타민과 단백질을 보충시키면

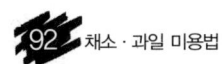

서 피부를 자양하게 된다.

따라서 영양 불량으로 인해 빚어진 기미를 제거하는 데 좋은 효과를 나타낸다.

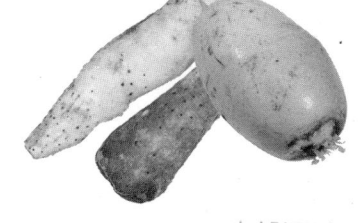

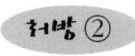

참마 무 음료

【재료】 참마 100g, 무 150g, 두부 50g, 계란흰자위 1개.

【응용법】

· 참마와 무는 껍질을 벗기고 깨끗이 씻은 뒤 잘게 썬 다음 믹서기에 넣고 그 즙을 짜낸다.

· 이렇게 짜낸 즙에 벌꿀을 섞은 다음 음료로 만든다.

· 남은 찌꺼기는 두부, 계란흰자위와 골고루 섞어서 팩 재료로 만든다.

· 다 만들어졌으면 우선 음료를 모두 마시고 그런 다음 팩 재료를 얼굴에 골고루 바른다.

· 약 20분이 지나면 팩을 제거하고 미지근한 물로 얼굴을 씻어낸다.

· 매일 또는 하루 걸러 한 번씩 행한다.

【효능】 이 처방은 폐와 진액을 보하고 피부를 윤택하게 하여 기미나 검버섯, 검은 반점 등을 제거하는 효능이 있다. 특히 기미와 여드름을 동시에 제거하는 효능이 있기도 하다.

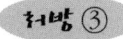

오렌지 씨

【재료】 시큼한 오렌지의 씨 적당량.

【응용법】

· 오렌지씨를 불에 바짝 말려서 고운 가루로 만든다.

· 매일밤 잠자리에 들기 전에 냉수로 오렌지 씨앗 분말을 풀처럼 개어서 기미나 여드름이 난 부위에 바른다.

· 다음날 아침에 씻어낸다.

【효능】 이 처방은 기미나 여드름을 제거한다.

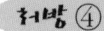 처방 ④
감잎 연고

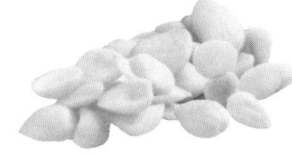

【재료】 바세린 · 감잎 각각 적당량.

【응용법】

· 감잎을 불에 바짝 말린 뒤 가루로 만든다.

· 여기에 녹인 바세린을 붓고 감잎 연고를 만든다.

· 그런 다음 얼굴을 깨끗이 씻고 감잎연고를 바른다.

· 하루 3회씩 바르거나 밤에 바르고 다음날 아침에 씻어낸다.

【효능】 이 처방은 기미를 제거한다. 단 감잎은 서리를 맞은 것이 비교적 좋다.

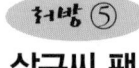 처방 ⑤
살구씨 팩

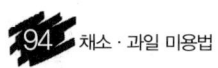

【재료】 살구씨 · 소주 · 계란흰자위 각각 적당량.

【응용법】

· 살구씨는 겉껍질을 벗기고 부드럽게 찧은 뒤 계란흰자위로 버무린다.

· 이를 매일 밤 자기 전에 기미 부위에 바르고 다음날 아침 소주로 씻어낸다.

· 계속해서 응용하여 기미가 사라지고 얼굴이 깨끗해질 때까지 행한다.

【효능】 이 처방은 기미를 제거하고 피부의 잡티를 없애주면서 얼굴이 깨끗해지게

한다.

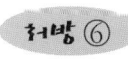 처방 ⑥
토마토 오이 음료

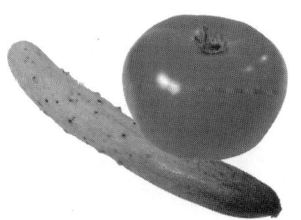

【재료】 토마토 3개, 오이 1개, 단맛 나는 오렌지 1개, 두부 1모.

【응용법】

· 토마토와 오이는 깨끗이 잘 씻어서 잘게 썰어놓는다.

· 오렌지는 반으로 가른다.

· 이상의 세 가지를 믹서기에 넣고 그 즙을 짜내어 음료처럼 마신다.

· 즙을 짜낸 찌꺼기는 두부와 잘 섞어서 팩 재료로 삼는다.

· 이 과정이 끝나면 얼굴을 미지근한 물로 깨끗이 씻은 뒤 팩 재료를 얼굴에 바른

다.

· 20~30분 정도 있다가 물로 씻어내고 만들어놓은 음료도 마신다.

· 매일 또는 하루 걸러 한 번씩 시행한다.

【효능】 이 처방은 피부에 영양을 공급하여 기미나 검버섯을 제거하는 효능이 있다.

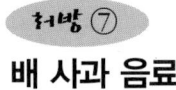

배 사과 음료

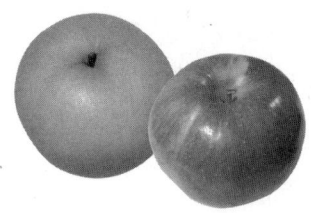

【재료】 배 1개, 사과 1/2개, 레몬즙 몇 방울, 오렌지 1개, 계란 흰자위 1개.

【응용법】

· 배와 사과는 껍질과 씨를 제거하고 토막을 낸다.

· 오렌지는 반으로 가른 뒤 배, 사과와 함께 믹서기에 넣고 그 즙을 짜내어 음료로 만든다.

· 남은 찌꺼기는 계란 흰자위, 레몬즙과 함께 버무려 팩 재료로 한다.

· 미지근한 물로 얼굴을 깨끗이 씻은 뒤 팩 재료를 얼굴에 바른다.

· 20~30분 정도 있다가 물로 씻어내고 음료는 마신다.

· 매일 1회 또는 하루 걸러 한 번씩 행한다.

【효능】 이 처방은 피부를 윤택하게 하고 기미나 검버섯을 제거하는 효능이 있다.

자두팩

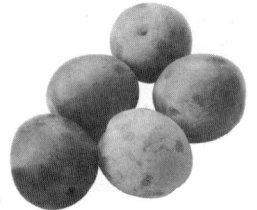

【재료】 자두속씨 · 계란흰자위 각각 적당량.

【응용법】

· 자두의 속씨를 꺼내고 겉껍질을 벗긴 뒤 부드럽게 찧는다.

· 이를 계란 흰자위로 버무려놓는다.

· 이렇게 만든 것을 매일 밤 잠자기 전에 얼굴에 펴 바르고 다음날 아침에 씻어낸다.

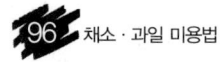

【효능】이 처방은 임신으로 인해 생긴 기미를 제거하고 피부를 윤택하게 하는 효능이 있다.

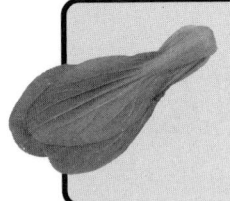

검버섯과 얼룩반점 없애는
채소 · 과일 미용법

얼굴 부위의 검버섯이나 검은 얼룩은 대부분 비장과 신장의 기운이 허약하거나 피부에 영양이 제대로 공급되지 않아서 생기는 경우가 허다하다. 이외에도 갈색 기미가 검게 변하여 검버섯 반점이 되기도 한다.

이 증상은 일정한 정도까지 진행된 뒤에는 곧 진행이 멎게 되고 색깔도 점차 엷어지게 된다. 그러나 완전히 사라지지 않는다.

이에 대한 치료는 몸의 기혈을 북돋아주어야 한다. 또 평소 마음을 즐겁게 하고 매운 음식 섭취를 줄여야 한다.

자신의 증상에 따라 다음에 소개하는 처방을 응용하면 좋은 효과를 볼 수 있다.

처방 ①
가지 미용법

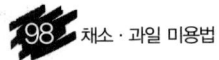

【재료】가지 1개.

【응용법】

· 가지를 깨끗이 씻어서 두꺼운 편으로 썬다.

· 그런 다음 검버섯이 난 부위에 대고 문지르며 비벼댄다.

· 그 강도는 피부가 약간 붉어지고 화끈한 열이 날 정도로 한다.

· 매주 3~4회 정도 행한다.

【효능】이 처방은 혈액순환을 원활히 하고 어혈을 제거하여 검버섯과 얼룩 반점을 제거하는 효능이 있다.

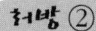 처방 ②

완두콩 미용법

【재료】싱싱한 완두콩 적당량.

【응용법】

· 완두콩을 물로 달여서 완두콩즙을 만든다.

· 이 즙이 따뜻할 때 얼굴 부위를 문지르며 씻는다.

· 매일 1~2회 정도 행한다.

【효능】이 처방은 피부를 윤택하게 하고 검버섯이나 얼룩 무늬를 제거하는 효능이 있다.

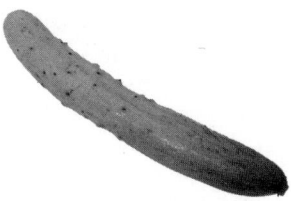

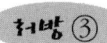 처방 ③

오이즙

【재료】 오이 1개, 요구르트 5g.

【응용법】

· 오이는 깨끗이 씻어서 물기를 제거한 뒤 잘게 썬 다음 믹서기에 넣고 간다.

· 이렇게 만든 오이즙에 요구르트를 섞어둔다.

· 그런 다음 얼굴을 미지근한 물로 깨끗이 씻은 뒤 만들어놓은 오이즙을 바른다.

· 약 20분 정도 있다가 다시 바른다.

· 매일 1~2회 정도 행한다.

【효능】 이 처방은 피부를 희게 하고 검버섯과 검은 얼룩무늬를 제거하는 효능이 있다. 특히 건성피부의 검버섯을 없애는 데 효과적이다.

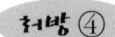 처방 ④
수세미 오이 미용법

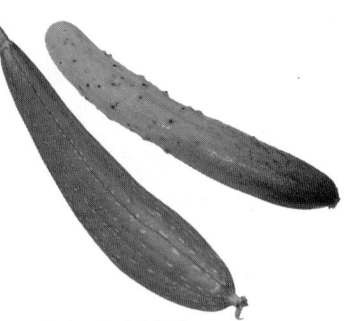

【재료】 수세미 1개, 오이 1개, 두부 1모, 벌꿀 약간.

【응용법】

· 수세미와 오이를 깨끗하게 씻어서 물기를 제거한 다음 잘게 썬다.

· 그런 다음 믹서기에 넣어 그 즙을 짜낸다.

· 여기에 벌꿀을 섞어서 음료로 만든다.

· 찌꺼기는 두부와 함께 버무려 팩 재료로 만든다.

· 이렇게 만든 음료는 마시고 팩 재료는 얼굴에 펴바른다.

· 20~30분 가량 있다가 씻어낸다.

· 매일 또는 하루 걸러 한 번씩 시행한다.

【효능】 이 처방은 몸의 열을 내리고 피부를 윤택하게 하여 검버섯이나 얼룩무늬를

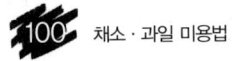

제거하는 효능이 있다. 특히 피부를 희게 하기도 한다.

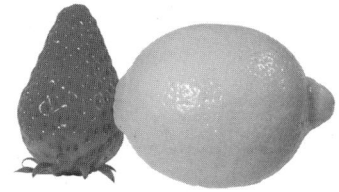

처방 ⑤
딸기 레몬 미용법

【재료】딸기 250g, 레몬즙 25ml, 벌꿀 약간.

【응용법】

· 딸기는 깨끗이 질 씻어서 믹시기에 넣어 그 즙을 짜낸다.

· 이렇게 짜낸 즙에 레몬즙, 벌꿀을 섞어 음료로 만든다.

· 그런 다음 미지근한 물로 세안을 한 뒤 음료를 약간 덜어내 검버섯이나 얼룩무늬에 바른다.

· 남은 음료는 마신다.

· 매일 한 번씩 시행한다.

【효능】이 처방은 피부를 자양하고 윤택하게 하여 검버섯과 검은 얼룩무늬를 제거하는 효능이 있다.

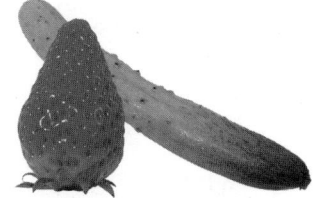

처방 ⑥
딸기 오이 미용법

【재료】딸기 100g, 오이 1개, 호박 50g, 두부 1모, 벌꿀 약간.

【응용법】

· 딸기와 오이, 호박(껍질 벗긴 것)을 잘게 썬 뒤 믹서기에 넣어 그 즙을 짜낸다.

· 이렇게 짜낸 즙에 벌꿀을 혼합하여 음료로 만든다.

· 이때 남은 찌꺼기는 두부를 함께 버무려 팩 재료로 삼는다.

· 재료가 다 만들어졌으면 얼굴을 깨끗이 씻고 팩 재료를 얼굴에 골고루 펴바른다.

· 약 20~25분쯤 있다가 씻어내고 음료를 마신다.

· 매주 4~5회 정도 행한다.

【효능】 이 처방은 피부를 자양하고 윤택하게 하여 검버섯이나 검은 얼룩 반점을 제거하는 효능이 있다.

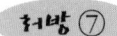
자두속 레몬약즙

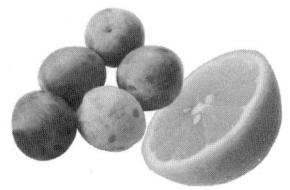

【재료】 자두속씨 약간, 레몬즙 몇 방울, 계란흰자위 약간.

【응용법】

· 자두속씨를 열로 바짝 말려서 가루로 만든 다음 레몬즙과 계란흰자위로 버무린다.

· 매일 밤 잠자기 전에 미지근한 물로 얼굴을 씻어내고 버무려놓은 재료를 골고루 펴바른 뒤 다음날 아침에 씻어낸다.

【효능】 이 처방은 피부의 열을 내리고 윤택하게 하며 검버섯이나 검은 얼룩 무늬를 제거하는 효능이 있다. 특히 지성피부의 검버섯이나 얼룩반점을 없애는 데 효과적이다.

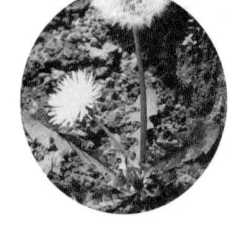

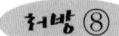
민들레꽃즙 미용법

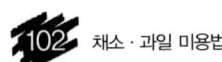

【재료】 민들레꽃 5g, 레몬즙 10ml, 우유 15ml.

【응용법】

· 민들레꽃을 잘게 다져 끓인 물 2스푼에 한 시간 가량 재운 뒤 그 즙을 짜낸다.

· 그런 다음 다시 민들레꽃즙과 레몬즙, 우유를 그릇에 담고 고루 섞는다.

· 따뜻한 물로 얼굴을 씻어낸 뒤 약즙을 골고루 바른 다음 20~25분 가량 두었다가 물로 씻어낸다.

· 매일 한 번씩 행한다.

【효능】 이 처방은 피부를 곱고 희게 하여 검버섯이나 검은 얼룩 무늬를 제거하는 효능이 있다.

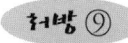

처방 ⑨
완두콩싹 미용법

【재료】 신선한 완두콩싹 200g, 토마토 1개, 두부 1모, 벌꿀 약간.

【응용법】

· 완두콩싹을 깨끗이 씻어서 물기를 제거한 뒤 잘게 썰어둔다.

· 토마토도 잘게 썰어서 완두콩싹과 함께 믹서기에 넣고 그 즙을 짜낸 뒤 벌꿀을 넣어 음료로 만든다.

· 남은 찌꺼기는 두부와 함께 충분히 섞어서 팩 재료로 만든다.

· 미지근한 물로 세안을 한 뒤 팩 재료를 얼굴에 펴바르고 20분 정도 지나면 씻어낸다.

· 이 처방은 매일 또는 하루 걸러 한 번씩 행한다.

【효능】 이 처방은 피부를 윤택하게 하여 검버섯이나 검은 얼룩 무늬를 제거하는

효능이 있다.

처방 ⑩
토마토즙 미용법

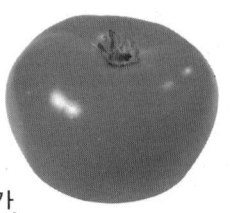

【재료】토마토 100g, 벌꿀 약간.

【응용법】

· 토마토는 깨끗이 씻어서 물기를 제거한 뒤 믹서기에 넣어 그 즙을 짜낸다.

· 그런 다음 벌꿀을 넣어 음료로 만든다.

· 미지근한 물로 세안을 하고 음료를 조금 취하여 얼굴의 얼룩 무늬 반점 부위에 바른 다음 20분 가량 두었다가 씻어낸다.

· 남은 음료는 마신다. 매일 2회씩 행한다.

【효능】이 처방은 피부를 윤택하게 하고 검버섯이나 피부의 얼룩 무늬를 제거하는 효능이 있다.

처방 ⑪
무즙 요구르트 약즙

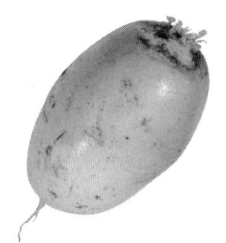

【재료】무즙 5ml, 요구르트 2~5g.

【응용법】

· 무즙과 요구르트를 그릇에 함께 섞어둔다.

· 우선 미지근한 물로 세안을 한 뒤 그 즙을 얼굴에 바르고 손으로 피부에 열이 날 때까지 안마하면서 주무른다.

· 매일 1~2회 정도 행한다.

【효능】 이 처방은 해독하고 열을 내리면서 피부를 윤택하게 하여 얼룩 무늬를 제거하는 효능이 있다.

처방 ⑫
늙은 호박즙

【재료】 늙은 호박속(일반 호박속도 된다) 적당량.

【응용법】

· 호박속의 씨를 제거한 뒤 즙을 짜내어 얼룩 무늬가 있는 부분에 자주 바른다.

· 하루 여러 번 발라주기를 15~30일 정도 계속한다.

【효능】 이 처방은 열을 내리고 해독하여 피부를 윤택하게 하고 얼룩 반점을 제거하는 효능이 있다.

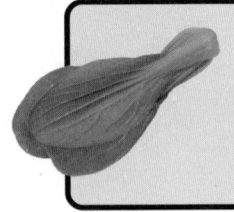

검버섯 없애는
채소 · 과일 미용법

나이가 들면서 변하는 것은 한두 가지가 아니다. 몸속 장기들의 노화는 차치하더라도 직접적으로 눈에 보이는 얼굴만 봐도 쪼글쪼글 주름이 잡히고 피부엔 탄력이 없어진다.

특히 얼굴에 거뭇거뭇 각종 반점들이 많이 나타난다. 옛 사람들은 이를 일러 '저승꽃'이라고 부르기도 했다.

이러한 노인성 반점은 나이가 들면 얼굴이나 손등 등에 크기가 각각 다른 정도의 갈색 또는 흰색 반점이 돋아나는 것으로 이 또한 노화의 현상 중 하나라고 할 수 있다.

따라서 그 치료는 결코 쉽지 않다. 요즘들어서는 레이저요법으로 없애는 사람도 더러 있지만 그것보다는 좀더 안전하고 좀더 저렴한 방법을 찾는다면 채소 · 과일 미용법이 제일이다. 이때 주로 응용할 수 있는 간단 미용처방을 소개하면 다음과 같다.

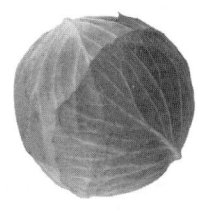

처방 ① 양배추 당근 음료

【재료】 파란색 싹 양배추 400g, 당근 4개, 벌꿀 약간, 계란 흰자위 1개.

【응용법】

· 양배추와 당근은 깨끗이 씻어서 물기를 제거한 다음 잘게 썰어 믹서기로 즙을 짜낸 뒤 벌꿀을 넣어 음료로 만든다.

· 그 씨꺼기는 계란흰자위외 버무려 **팩 재료**로 만든다.

· 얼굴을 미지근한 물로 씻어낸 뒤 팩 재료를 발라 20분쯤 있다가 씻어낸다.

· 이때 음료도 함께 마신다. 이 방법을 매일 한 번씩 시행한다.

【효능】 이 처방은 항노화 효과가 있고 검버섯을 없애주는 효과가 있다.

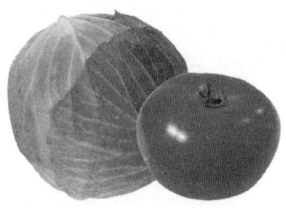

처방 ② 양배추 토마토 미용법

【재료】 파란색 양배추 200g, 토마토 1개, 싱싱한 완두콩 100g, 두부 1모, 벌꿀 약간.

【응용법】

· 양배추와 토마토, 완두콩은 깨끗이 씻어서 물기를 제거한다.

· 그런 다음 믹서기에 넣어 그 즙을 짜낸 뒤 벌꿀을 섞는다.

· 남은 찌꺼기는 두부와 함께 버무려 팩 재료로 만든다.

· 미지근한 물로 세안을 한 뒤 팩 재료를 검버섯 부위에 바르고 20분 정도 두었다가 물로 씻어낸다.

· 이때 만들어놓은 음료도 함께 마신다.

· 매일 1~2회씩 또는 격일로 2회씩 행한다.

【효능】 이 처방은 피부를 윤택하게 하는 작용이 있어 노인성 검버섯을 제거하는 효능이 있다.

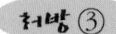

처방 ③
생강 가지 미용법

【재료】 신선한 생강 1개, 가지 1개.

【응용법】

· 생강과 가지는 깨끗이 씻어서 두꺼운 편으로 썬 뒤 두 가지 재료를 번갈아가며 반점 부위를 문질러댄다.

· 피부가 붉어질 때까지 문질러준다. 매일 1~2회 정도 행한다.

【효능】 이 처방은 피부를 윤택하게 하고 백반증을 제거하는 효능이 있다.

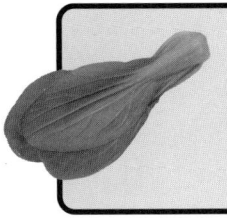

화장품 알레르기 개선하는
채소 · 과일 미용법

　요즘들어 성인 여드름의 발생이 증가하고 있다. 사춘기 시절에 주로 난다 하여 '청춘의 심벌'로 통하던 여드름이 30~40대 여성들에게도 많이 발생하는 경향이 두드러지면서 의학계가 바짝 긴장하고 있다.

　그 주요한 원인 중 한 가지로 꼽히고 있는 것이 화장품의 독이다. 성인 여드름의 대부분은 화장품의 독에 의해 생긴다는 것이 정설처럼 여겨지고 있다.

　이처럼 더욱더 예뻐지기 위해 바르는 화장품이 피부 미용에 크고 작은 트러블을 일으키는 주범으로 인식되고 있다.

　실제로 내 피부에 맞지 않는 화장품을 썼을 때 가볍게는 피부가 가렵고 붉어지는 것부터 시작해서 심한 경우는 색소가 침착되는 흑피증까지 유발하여 미용에 치명적인 영향을 미치게 된다.

　따라서 화장품을 고를 때는 내 피부에 맞는 것을 고르는 지혜가 필요하다. 가급적이면 천연 화장품을 쓰는 것이 무엇보다 좋다.

특히 화장품에 의한 알레르기나 부작용을 개선하는 채소·과일 미용법을 활용해도 좋은 효과를 볼 수 있다.

이때 활용하면 좋은 간단 미용 처방을 소개하면 다음과 같다.

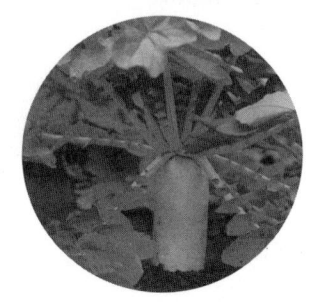

처방 ①
싱싱한 무즙

【재료】 싱싱한 무잎 적당량.

【응용법】

· 무잎을 깨끗이 씻어서 잘게 썬 다음 곱게 찧어 그 즙을 짜낸다.

· 그런 다음 생수와 섞는다. 물이 짙은 녹색이 되면 거즈를 그 물에 적셔서 환부에 붙인다.

· 거즈가 마르면 다른 거즈에 즙을 적셔 바꾸어 붙인다.

· 하루 2~3회 정도 행하되 한 번 할 때는 30분 정도를 붙여둔다.

【효능】 이 처방은 몸의 열을 내리고 해독하며 염증을 제거하면서 과민성 피부를 개선하는 효능이 있다. 따라서 화장품 부작용에 의해 발진이 돋아났을 때 응용하면 좋다. 특히 이 처방은 5~7일 정도 치료하면 효과가 나타난다.

처방 ②
싱싱한 수세미즙

【재료】 싱싱한 수세미 적당량.

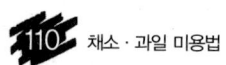

【응용법】

· 수세미를 깨끗이 씻은 뒤 물기를 제거하고 잘게 썰어 믹서기에 넣고 즙을 짜낸다.

· 그런 다음 세안을 한 뒤 수세미즙을 매일 2~3회씩 바른다.

【효능】 수세미에는 피부세포의 노화를 방지하는 비타민 B가 대량으로 들어있고 피부를 희고 깨끗하게 하는 비타민 C도 풍부하게 함유돼 있다.

따라서 즐겨 쓰면 피부의 색소침착을 방지하여 피부를 희게 하는 효과가 나타나게 된다. 특히 화장품 독으로 인해 피부에 색소침착이 나타났을 때 응용하면 좋다.

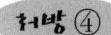

처방③
수세미 잎 미용법

【재료】 수세미 잎 30g, 벌꿀 적당량.

【응용법】

· 수세미 잎을 깨끗이 씻어서 물기를 제거한 뒤 부드럽게 찧어서 벌꿀과 함께 버무린다.

· 그런 다음 색소침착 부위와 주근깨가 난 부위에 바른다.

· 20~25분쯤 지나면 물로 씻어낸다. 하루 1~2회 정도 시행한다.

【효능】 이 처방은 열을 내리고 해독하며 주근깨를 제거하는 효능이 있다.

처방④
완두콩 음료

【재료】 싱싱한 완두콩 150g, 당근 200g, 두부 1모, 벌꿀 약간.

【응용법】

· 완두와 잘게 썬 당근을 깨끗이 씻은 뒤 물기를 제거하고 믹서기에 넣고 그 즙을 짜낸다.

· 그런 다음 여기에 벌꿀을 섞어서 음료로 만든다.

· 한편 찌꺼기는 두부와 버무려 팩 재료로 만든다.

· 얼굴을 씻고 팩 재료를 얼굴에 골고루 펴바른 뒤 20~30분 정도 두었다가 물로 씻어내고 음료도 마신다.

· 하루 한 번 혹은 하루 걸러 한 번씩 시행한다.

【효능】 이 처방은 살결과 피부를 윤택하게 하고 색소반점을 제거하는 효능이 있다.

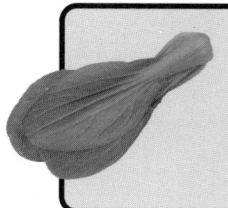

여드름을 없애는
채소 · 과일 미용법

얼굴 이곳, 저곳에 하나둘 돋아나면서 아름다운 피부에 치명적인 영향을 미치는 것이 여드름이다.

주로 사춘기 시절에 나는 경향이 있어 '청춘의 심벌' 혹은 '청춘의 꽃'으로 불려지기 일쑤였다.

그러나 최근들어서는 남녀노소를 막론하고 전 연령층에서 여드름이 발생하고 있고 또한 여드름 때문에 고민하는 사람들이 날로 늘어나고 있어 사회적 경각심을 더해주고 있는 실정이다.

이러한 여드름을 치료하기 위해서는 기름진 음식, 매운 음식, 술, 담배를 삼가고 과일, 채소를 많이 먹어 대변을 원활히 배설시켜야 한다.

또 화장품 사용에도 주의해야 하고 알칼리성 비누 사용도 피하는 것이 좋다.

여드름이 심하게 날 경우 다음에 소개하는 간단 미용 처방을 응용하면 좋은 치료 효과를 거둘 수 있을 것이다.

쳐방 ① 여주차

【재료】 여주 1/2개.

【응용법】

· 여주는 깨끗이 씻은 뒤 잘게 썬다.

· 여기에 물을 적당히 붓고 푹 익도록 끓이면 그 즙이 엷은 황색이 된다.

· 이를 매일 한 번씩 끓여 그 즙을 차 대신 마신다.

· 단, 아무 것도 첨가해서는 안 된다.

· 이와 더불어 여주를 곱게 찧어서 계란 흰자위와 버무려 여드름이 있는 부위에 펴바른 뒤 20~30분쯤 있다가 씻어내면 된다.

【효능】 이 처방은 몸의 열을 내리고 습을 해소하여 부스럼이나 몽우리 등을 제거하는 효능이 있다. 따라서 이 처방은 여드름 치료에 좋은 효과가 있다.

쳐방 ② 수세미즙 세안법

【재료】 싱싱한 수세미 잎과 줄기 각각 적당량.

【응용법】

· 수세미의 잎과 줄기를 깨끗이 씻어서 물기를 제거한 다음 찧어서 그 즙을 짜낸다.

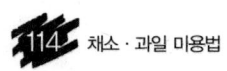

· 그런 다음 환부에 바른다.

· 바르기 전에 미지근한 물로 세안을 하는 것이 좋다. 매일 2~4회 정도 행한다.

【효능】이 처방은 열을 내리고 해독하여 여드름을 제거하는 효능이 있다.

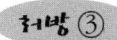
호박덩굴즙

【재료】호박덩굴 150g, 두부 50g.

【응용법】

· 호박덩굴은 씻어서 물기를 제거한 뒤 두부와 함께 찧어서 그 즙을 짜내어 환부에 바른다.

· 매일 3~4회 정도 실시한다.

【효능】이 처방은 몸의 습열을 내리고 뜨거워진 피를 식히며 여드름을 없애주는 효능이 있다.

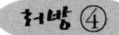
율무음료

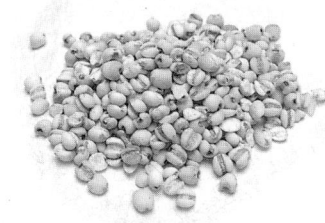

【재료】율무 50g, 벌꿀 약간.

【응용법】

· 율무는 잘 씻어서 물을 부어 죽으로 끓인 다음 여기에 벌꿀을 섞는다.

· 매일 1~2회씩 복용하되 30일간 계속해서 먹도록 한다.

【효능】이 처방은 몸의 습열을 제거하고 뜨거워진 피를 식히며 몽우리를 흐트려

여드름을 없애주는 효능이 있다.

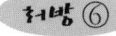

허방 ⑤
녹두 미용법

【재료】 녹두 적당량.

【응용법】

· 녹두를 가루로 만든다.

· 이를 매일밤 잠자리에 들기 전에

녹두 가루 10g을 풀로 쑨 뒤 식으면 여드름이 난 부위에 바른다.

· 다음날 아침에 씻어낸다.

【효능】 이 처방은 얼굴의 열을 내리고 뜨거워진 피를 식히며 해독작용을 하므로 여드름을 제거하는 효능이 있다.

허방 ⑥
살구씨 연고

【재료】 살구씨 15g, 계란흰자위 1개.

【응용법】

· 살구씨를 열로 건조시켜 가루로 만들거나 부드럽게 찧어서 계란흰자위와 섞어 풀처럼 만든다.

· 매일 밤 잠자리에 들기 전에 여드름이 난 부위에 바르고 잔다.

· 다음날 아침에 씻어낸다.

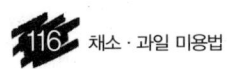

· 이렇게 여러 날 동안 행한다.

【효능】이 처방은 몽우리를 흐트리는 효능이 있어 여드름을 없애준다.

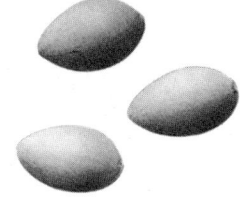

처방 ⑦
은행즙

【재료】은행 2~3개.

【응용법】

· 은행은 껍질을 벗기고 속알을 찧어서 그 즙을 짜낸다.

· 얼굴을 깨끗이 씻은 뒤 은행즙을 여드름이 난 부위에 바른다. 마르면 다시 바른다.

· 이렇게 반복하면서 은행즙이 없어질 때까지 한다.

· 매일 한 번씩 행하되 5~10일간 계속한다.

【효능】이 처방은 해독과 소염 작용을 하며 고름을 배출시키면서 여드름을 치료하는 효능이 있다.

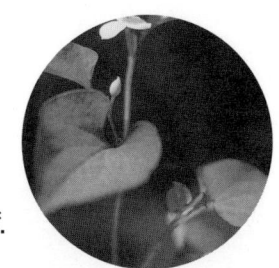

처방 ⑧
어성초즙

【재료】신선한 어성초 적당량.

【응용법】

· 먼저 어성초를 씻어서 물기를 뺀 뒤 20g 정도를 물로 달여 진한 즙이 되게 한다.

· 그런 다음 다시 어성초 잎을 찧어서 그 즙을 짜낸다.

· 매일 어성초 달인 즙을 여러 번에 나누어 마시면서 어성초 생즙을 여드름이 난 부위에 바른다.

· 하루 4회씩 행하되 2개월간 계속한다.

【효능】이 처방은 열을 내리고 소염작용울 한다. 따라서 몽우리를 흐트려 여드름을 치료하는 효능이 있다.

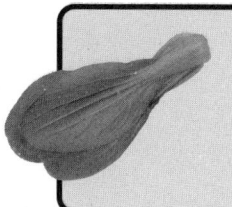

얼굴 버짐 없애는
채소 · 과일 미용법

지금은 흔히 볼 수 없지만 얼굴에 난 버짐은 못살던 시대의 유물과도 같은 것이었다.

몇년 전만 해도 못 먹어 얼굴 이곳저곳에 흰색 동전 같은 버짐이 생기던 때가 있었다.

비록 지금은 많이 없어졌지만 그래도 간혹 얼굴에 난 버짐 때문에 고민하는 경우가 있다. 이럴 경우 손쉽게 응용할 수 있는 간단 미용 처방을 소개하면 다음과 같다.

처방 ①
수세미즙

【재료】 수세미 1개, 지치 30g.

【응용법】

· 수세미와 지치를 깨끗이 씻은 뒤 부드럽게 찧어서 그 즙을 짜낸다.

· 이것을 면봉으로 찍어 환부에 바른다. 매일 2~3회 정도 발라준다.

【효능】이 처방은 살균과 습을 제거하는 효능이 있어 가려움증을 멎게 하면서 버짐을 개선한다.

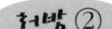
비름나물즙

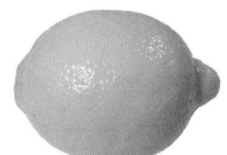

【재료】비름나물 약간, 양조식초 약간.

【응용법】

· 비름나물은 깨끗이 씻은 뒤 그 즙을 짜낸다.

· 여기에 식초를 섞어서 환부에 바른다.

· 매일 2~3회 정도 행한다.

【효능】이 처방은 열을 내리고 해독하며 부스럼이나 종기, 버짐 등을 치료하는 효능이 있다.

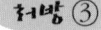
레몬즙

【재료】레몬 1개.

【응용법】

· 레몬을 반으로 갈라서 그 즙을 짜낸다.

· 그런 다음 면봉에 그 즙을 찍어 환부에 바른다.

· 매일 아침과 저녁에 각각 한 번씩 행한다.

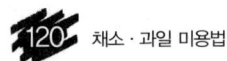

【효능】이 처방은 살균작용이 있고 가려움증을 멎게 하여 버짐을 치료하는 효능이 있다.

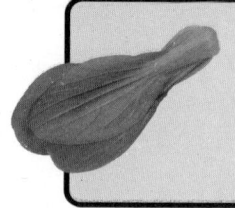

얼룩 얼룩 백반증 없애는
채소 · 과일 미용법

백반증은 국부적인 피부 색소 유실증이다. 이는 대부분 풍습이 피부에 뭉쳐지고 기혈의 조화가 상실되면서 피가 얼굴에 영양을 공급하지 못함으로써 빚어진 안면 부위의 증상이다.

피부에 가장자리가 뚜렷한 크기가 각기 다른 흰색 반점이 돋아나게 되며 한 개씩 또는 넓게 번지기도 한다.

주위의 살색은 비교적 짙고 반점 내부의 털도 희게 변한다.

살갗 표면은 매끈하고 가렵지도 않으며 통증도 없다. 병의 진행은 완만하여 이따금씩 저절로 없어지기도 한다.

대부분 청, 장년층에서 많이 발생되는데 만일 얼굴에 나타나면 미용에 치명적인 영향을 미치므로 다음의 간단 미용 처방을 적절히 활용하는 것이 좋다.

처방 ① 감자 수세미 즙

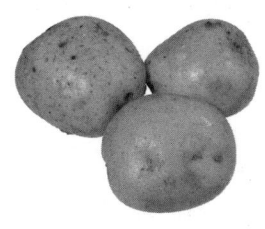

【재료】 감자 60g, 수세미 1개.

【응용법】

· 감자와 수세미를 깨끗이 씻어서 잘게 썬 뒤 믹서기에 넣고 그 즙을 짜내어 환부에 바른다.

· 매일 2~3회 정도 계속하되 30~60일간 계속힌디.

【효능】 이 처방은 피부를 윤택하게 하여 백반증을 제거하는 효능이 있다.

처방 ② 비름나물즙 미용법 I

【재료】 신선한 비름나물 40g, 식초 70㎖, 흑설탕 10g.

【응용법】

· 비름나물은 깨끗이 씻어서 물기를 제거한 뒤 식초, 설탕과 함께 냄비에 넣고 끓인 뒤 그 즙을 걸러내어 환부에 바른다.

· 매일 여러 번씩 행하되 30~60일 동안 계속한다.

【효능】 이 처방은 경락을 소통하고 혈액순환을 촉진하며 풍을 몰아내어 백반증을 치료하는 효능이 있다.

처방 ③ 비름나물즙 미용법 II

【재료】신선한 비름나물·붕산 각각 적당량.

【응용법】

· 비름나물은 깨끗이 씻은 뒤 물기를 제거하고 그 즙을 짜낸다.

· 즙 100ml마다 붕산 2g을 넣는다.

· 매일 2~3회 정도 면봉으로 약즙을 찍어서 환부에 바른다.

· 이와 동시에 일광욕도 행한다.

· 처음에는 10분 동안 일광욕을 하고 점차 날마다 1~2시간을 늘리며 6개월간 지속한다.

【효능】이 처방은 피부를 윤택하게 하여 백반증을 치료하는 효능이 있다.

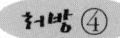 처방 ④
무화과나무잎즙

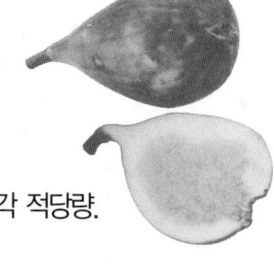

【재료】무화과나무잎·소주 각각 적당량.

【응용법】

· 무화과 나뭇잎을 잘게 썰어서 병에 넣고 소주를 부은 뒤 밀봉한다.

· 3~5일 동안 재운 뒤 면봉으로 술을 찍어 환부에 바른다.

· 매일 3~4회 정도 행한다.

【효능】이 처방은 피부를 윤택하게 하여 백반증을 제거하는 효능이 있다.

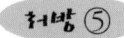 처방 ⑤
참깨꽃 미용법

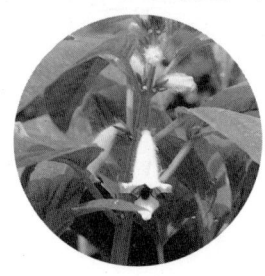

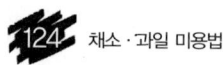

【재료】 참깨꽃 적당량.

【응용법】

· 초복 때 참깨꽃을 따다가 환부를 문지른다.

· 매일 5~10회 정도 문지른다.

· 5~7일간을 1단계 치료과정으로 한다.

【효능】 이 처방은 피부를 윤택하게 하고 피부색을 곱게 하면서 백반증을 없애주는 효능이 있다.

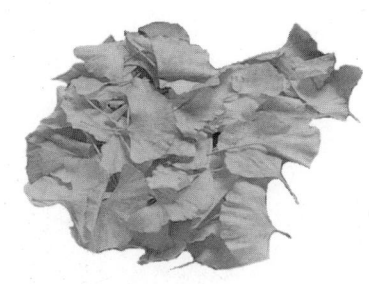

처방 ⑥
생지황 미용법

【재료】 신선한 생지황 적당량.

【응용법】

· 생지황을 씻어서 물기를 제거한 다음 잘게 썰어 믹서기에 넣어 그 즙을 짜낸다.

· 면봉으로 지황즙을 찍어 환부에 바른다.

· 매일 2~3회 계속해서 여러 날 동안 계속한다.

【효능】 이 처방은 피부를 윤택하게 하고 백반증을 제거하는 효능이 있다.

처방 ⑦
은행나무잎 미용법

【재료】 은행나무 잎 적당량.

【응용법】

· 은행나무 잎을 잘 씻어서 물기를 제거한 뒤 부드럽게 찧어놓는다.

· 그것으로 환부를 문질러대면서 살갗이 가볍게 충혈되도록 한다.

· 매일 2~3회 정도 행하되 15~30일간 계속한다.

【효능】이 처방은 피부를 윤택하게 하고 백반증을 제거하는 효능이 있다.

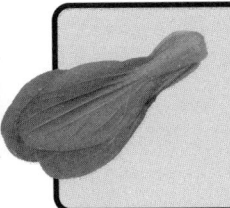

햇볕에 탄 피부 재생돕는
채소 · 과일 미용법

우리의 피부는 햇볕에 과다하게 노출되면 붉은 반점이나 작은 물집이 생기면서 허물이 벗겨지고 살갗이 거칠어지는 등의 반응이 나타난다.

햇볕에 그을려 생기는 피부의 얼룩 반점은 일반적으로 수종성의 붉은 반점으로 나타나게 되는데 심한 경우는 물집이 생기고 화끈거리는 통증이 동반되며 피부 미용에도 치명적인 영향을 미치게 된다.

햇볕에 타서 피부가 화끈거릴 경우 다음에 소개하는 간단 미용 처방을 활용하면 좋은 효과를 볼 수 있다.

처방 ①
상추즙

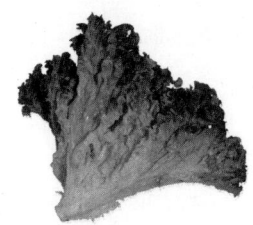

【재료】 상추 300g.

【응용법】

· 상추는 깨끗이 씻어서 믹서기에 넣고 그 즙을 짜낸 뒤 면봉으로 찍어 환부에 바른다.

· 매일 2~3회 정도 행한다.

【효능】 이 처방은 피부를 윤택하게 하고 햇볕에 그을려 부어오른 증상을 가라앉히는 효능이 있다. 따라서 햇볕에 그을려 피부가 붉게 부어오를 때 응용하면 좋다.

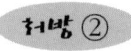

오이 레몬즙

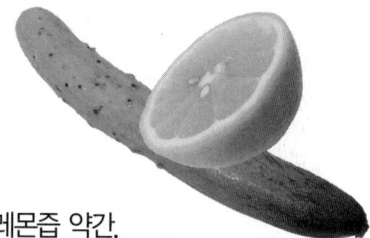

【재료】 오이 1개, 밀가루 2스푼, 레몬즙 약간.

【응용법】

· 오이는 깨끗이 씻어서 물기를 제거한 뒤 잘게 썰어 믹서기에 넣고 그 즙을 걸러낸다.

· 이렇게 만든 오이즙에 레몬즙을 약간 넣고 밀가루를 섞어 걸쭉하게 만든다.

· 우선 미지근한 물로 세안을 한 뒤 오이풀을 얼굴에 골고루 바른다. 약 20~25분 정도 지난 뒤 미지근한 물로 씻어낸다.

· 매일 1회씩 행한다.

【효능】 이 처방은 열을 내리고 피부를 윤택하게 하며 햇볕에 의해 거칠어진 피부를 회복시키는 효능이 강하다. 따라서 햇볕에 그을려 피부가 거칠어졌을 때 응용하면 좋다.

처방 ③
오이덩굴즙

【재료】 오이덩굴즙 적당량, 레몬즙 약간, 밀가루 2스푼.

【응용법】

· 오이덩굴에서 그 즙을 채취한 뒤 레몬즙을 섞고 밀가루와 혼합하여 걸쭉하게 개어놓는다.

· 미지근한 물로 세안을 한 뒤 오이덩굴즙 반죽을 바른다.

· 약 20~25분쯤 지난 뒤 물로 씻어낸다.

· 매일 1~2회 정도 행한다.

【효능】 이 처방은 열을 내리고 피부를 윤택하게 하며 거칠어진 피부를 개선하는 효능이 있다. 따라서 햇볕에 그을려 피부가 거칠어졌을 때 응용하면 좋다.

처방 ④
오이잎즙

【재료】 오이 잎 적당량.

【응용법】

· 오이 잎을 씻어서 곱게 찧은 뒤 환부에 바른다.

· 바르기 전에 우선 미지근한 물로 환부를 씻는다.

· 매일 1~2회씩 여러 날 동안 시행한다.

【효능】 이 처방은 열을 내리고 해독하며 얼룩 반점을 제거하는 효능이 있다. 따라서 햇볕에 그을려 얼룩반점이 생겼을 때 응용하면 좋은 효과가 있다.

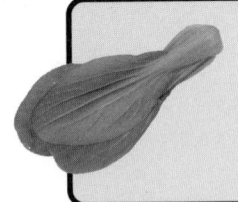

두드러기 진정시키는
채소 · 과일 미용법

두드러기는 대부분 풍열습독이 경락과 피부에 적체되면서 빚어진 것이거나 일부 과민성 물질로 인해 유발된다.

피부와 얼굴에 크기가 각기 다른 두드러기가 돋아나는데 작게는 깨알 같고 크게는 콩알 만한 것도 있다. 심지어 넓게 퍼지기도 하며 가렵고 나타났다, 사라졌다를 반복하기도 한다.

이와 같은 두드러기가 발생하면 서둘러 치료를 해야 한다. 특히 얼굴에 나면 미용에 치명적인 영향을 미치게 된다.

이러한 두드러기를 진정시키는 간단 채소 미용법을 소개하면 다음과 같다.

처방 ①
부추 활용법 |

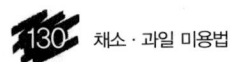

【재료】 부추 적당량.

【응용법】

· 부추를 불에서 구워 익힌 뒤 환부에 문지른다.

· 매일 2~3회 정도 행한다.

【효능】 이 처방은 해독하고 가려움증을 멎게 하는 효능이 있다. 따라서 두드러기 증상을 완화시키는 작용을 한다.

처방 ②
부추 활용법 II

【재료】 부추 150g, 소주 1잔.

【응용법】

· 부추는 씻어서 잘게 썰어 돌냄비에 넣는다.

· 여기에 물 2그릇과 술 1잔을 넣어서 반쯤 남도록 달인다.

· 매일 한 번씩 끓여 2회로 나누어 복용한다.

【효능】 이 처방은 해독하고 풍을 흐트러뜨리며 가려움증을 해소하는 효능이 있다. 따라서 두드러기 증상을 개선하는데 좋은 효과가 있다.

처방 ③
상추 활용법

【재료】 상추 적당량.

【응용법】

· 상추를 깨끗이 씻어서 잘게 썬 다음 물이 자작자작하도록 부어 끓인다.

· 매일 1～2회 정도 그 물로 환부를 씻는다.

【효능】이 처방은 열을 내리고 풍을 흐트러뜨리며 가려움증을 멎게 하는 효능이 있다. 따라서 두드러기를 진정시키는 데 효과가 있다.

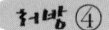
생강 미용법

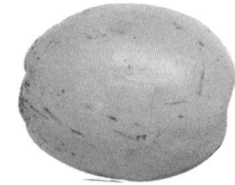

【재료】생강 1쪽.

【응용법】

· 생강을 깨끗이 씻어서 물기를 제거한 뒤 찧어서 천에 싼다.

· 그런 다음 환부를 문지른다.

· 매일 2～3회 정도 행한다.

【효능】이 처방은 해독하고 습을 제거하여 가려움증을 멎게 하는 효능이 있다.

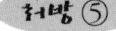
모과음료

【재료】모과 18g, 흑설탕 약간.

【응용법】

· 모과를 물로 달여 그 즙을 걸러낸 뒤 설탕을 조금 넣어 마신다.

· 매일 한 번씩 달여서 2회로 나누어 복용한다.

【효능】이 처방은 풍을 흐트러뜨리고 가려움증을 멎게 하며 습을 제거하는 효능이

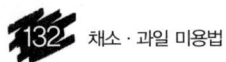

있다. 특히 과민성 두드러기에 효과가 있다.

처방 ⑥
수세미잎즙

【재료】 싱싱한 수세미 잎 적당량.

【응용법】

· 수세미 잎을 잘 씻어서 물기를 제거한 뒤 망사로 싸서 그 즙을 짜낸다.

· 이를 환부에 바르면 된다.

· 이 방법을 하루에 여러 번 반복한다.

【효능】 이 처방은 열을 내리고 가려움증을 멎게 하는 효능이 있어 열독형 두드러기에 효과가 있다.

처방 ⑦
수세미즙

【재료】 싱싱한 수세미 적당량.

【응용법】

· 수세미를 잘 씻어서 잘게 썬 다음 믹서기에 넣고 그 즙을 짜낸 뒤 그 즙을 환부에 바른다.

· 매일 2~3회 정도 행한다.

【효능】 이 처방은 열을 내리고 풍을 흐트러뜨리며 가려움증을 멎게 하는 효능이 있다. 따라서 이 처방 또한 열독형 두드러기에 좋은 효과가 있다.

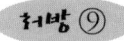

호박껍질즙

【재료】 늙은 호박껍질 적당량.

【응용법】

· 호박껍질은 잘 씻어서 잘게 썬 다음 물로 달인다.

· 그런 다음 먼저 즙 한 컵을 마시고 다시 남은 즙으로 환부를 씻는다.

· 매일 2회 정도 행한다.

【효능】 이 처방은 열을 내리고 부어오른 것을 가라앉히며 가려움증을 멎게 하는 효능이 있다. 따라서 이 처방 또한 열독성 두드러기에 좋은 효과가 있다.

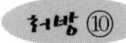

호박속 음료

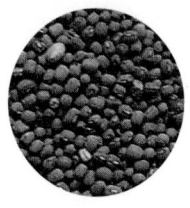

【재료】 늙은 호박속 200g, 미나리 30g, 백모근(띠의 뿌리) 50g.

【응용법】

· 호박속과 미나리, 백모근을 잘게 썬 뒤 물을 부어 잠시 달인다.

· 매일 2회 정도 물로 달여 복용한다.

【효능】 이 처방은 열을 내리고 해독하며 풍을 흐트러뜨려 가려움증을 멎게 하는 효능이 있다. 따라서 열독형 두드러기 증상 개선에 좋다.

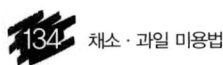

녹두음료

【재료】 녹두 250g.

【응용법】

· 녹두를 푹 삶아서 소금으로 간을 한 뒤 2~3회로 나누어 복용한다.

【효능】 이 처방은 열을 내리고 풍을 흐트러뜨리며 가려움증을 멎게 하는 효능이 있다. 따라서 열독형 두드러기 증상 개선에 좋다.

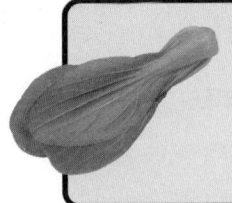

피부 건조증 막는
채소 · 과일 미용법

피부 건조증은 피부에 유성 성분이 부족하여 마찰이나 자극을 받으면 가렵게 되는데 겨울철에 더욱 심해지는 경향이 있다.

이는 대부분 비타민 A 섭취량의 부족 또는 비타민 대사장애로 인해 초래되는 경우가 많다.

피부가 광범위한 건조상태에 있음으로써 미용에 좋지 않은 영향을 미치게 된다.

따라서 이 증상을 개선하려면 비타민을 보충하여 피부를 윤택하게 해야 한다. 또한 알칼리성 비누의 사용을 자제하고 뜨거운 목욕 또한 삼가는 것이 좋다. 피부를 햇볕에 장시간 노출하는 것도 피해야 한다.

특히 돼지 간이나 당근, 계란노른자위 등을 먹어야 하며 다음과 같은 간단 미용 처방을 응용해도 좋은 효과를 볼 수 있다.

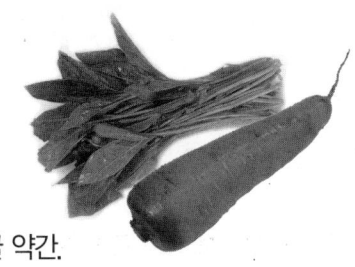

당근 시금치 음료

【재료】당근 200g, 시금치 50g, 벌꿀 약간.

【응용법】

· 당근과 시금치는 잘 씻어서 잘게 썬 뒤 믹서기에 넣어 그 즙을 짜낸다.

· 그런 다음 벌꿀을 섞어서 음료로 만든다. 이를 매일 2~3회 차 대신 마신다.

【효능】이 처방은 피부를 자양하고 윤택하게 하는 효능이 있다. 특히 얼굴 부위의 건조증이 심하면 음료를 만들고 남은 찌꺼기에 벌꿀, 계란 흰자위를 섞은 뒤 버무려 팩 재료로 만든다. 이를 얼굴에 골고루 바르고 20~25분 정도 지나면 씻어낸다.

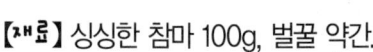

참마 미용법

【재료】싱싱한 참마 100g, 벌꿀 약간.

【응용법】

· 참마는 껍질을 벗긴 뒤 잘게 썰어서 벌꿀로 버무린다.

· 이를 매일 한 번씩 만들어 간식으로 먹는다.

【효능】이 처방은 비장을 튼튼하게 하고 폐를 자양하면서 피부를 윤택하게 하여 얼굴을 아름답게 하는 효능이 있다.

처방 ③
당근 도인 팩

【재료】 당근 즙 10ml, 복숭아 씨(도인) 100g(꼭지 부분에 독이 있으므로 독을 제거하고 사용한다), 벌꿀 약간.

【응용법】

· 독을 제거한 복숭아 씨는 곱게 갈아서 벌꿀로 혼합한 뒤 개어놓는다.

· 매일 밤 잠자리에 들기 전에 미지근한 물로 세안을 한 다음 당근즙과 개어놓은 복숭아씨를 혼합하여 얼굴에 바르고 다음날 아침에 씻어낸다.

【효능】 이 처방은 피부를 윤택하게 하여 건조증을 개선하고 곱게 만드는 효능이 있다.

처방 ④
콩나물 볶음

【재료】 콩나물 350g, 녹두나물 100g.

【응용법】

· 콩나물과 녹두나물을 삶지 말고 솥안에서 쪄내어 참기름으로 무쳐 먹거나 들기름으로 볶아서 먹는다. 날마다 반찬으로 먹으면 좋다.

【효능】 이 처방은 피부를 윤택하게 하고 주름살을 예방하는 효과가 있다. 특히 색소반점의 생성을 방지하기도 한다.

따라서 피부 건조증이 심하고 색소반점이 나타날 때 응용하면 좋다.

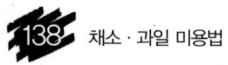

콩나물과 녹두나물에는 단백질, 비타민 E와 C가 풍부해 피부를 윤택하게 하고 탄력을 유지시켜 준다.

따라서 이 처방을 늘 활용하면 피부에 탄력이 생기면서 색소침착을 방지하여 검버섯이나 검은 반점, 주근깨, 기미 등을 개선하는 효과가 있다.

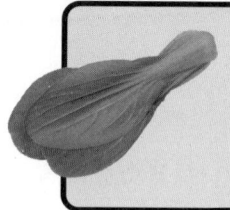

알레르기성 피부염 다스리는

채소·과일 미용법

신경성 피부염은 목, 팔꿈치, 겨드랑이, 사타구니 등의 부위에서 주로 발생한다.

처음에는 여러 모양의 작은 구진이 돋아나며 살갗은 색깔이 정상이거나 갈색이 된다. 표면은 매끈하며 시일이 오래되면 한데 모여져 넓어지게 된다.

이 증상이 있으면 피부가 두꺼워지고 무늬가 생기며 건조하여 비듬이 떨어지기도 한다.

일시적인 가려움증이 심하며 밤이 되면 그 증상이 더욱 심해지는 경향이 있다.

아무리 긁어도 가려움증이 더욱 격렬해지게 된다.

이런 증상이 나타나면 적극적인 치료와 함께 정서적인 안정을 취해야 한다. 특히 유쾌한 마음가짐 또한 이 병을 치료하는 데 크게 도움이 된다.

다음에 소개하는 간단 미용 처방을 적절히 응용해도 좋은 효과를 볼 수 있다.

처방 ①
부추뿌리 활용법

【재료】 부추 뿌리 120g, 들기름 또는 바세린 약간.

【응용법】

· 부추 뿌리는 잘 씻어서 잘게 썬 뒤 색깔이 진해질 때까지 볶아서 가루로 만든다.

· 그런 다음 바세린 또는 들기름에 버무려 매일 한 번씩 환부에 바른다.

【효능】 이 처방은 해독하고 피부를 윤택하게 하며 가려움증을 멎게 하는 효능이 있다. 따라서 알레르기 피부염을 개선하는 데 좋은 효과가 있다.

처방 ②
수세미잎 활용법

【재료】 싱싱한 수세미 잎 적당량.

【응용법】

· 수세미 잎은 잘 씻은 다음 물기를 제거한 뒤 부드럽게 찧어서 환부에 바른다.

· 그런 다음 문질러주어 피부가 붉어질 때까지 한다.

· 하루 걸러 한 번씩 여러 번 시행한다. 단, 환부를 물로 씻어서는 안 된다.

【효능】 이 처방은 열을 내리고 건조한 피부를 윤택하게 하며 가려움증을 멎게 하

는 효능이 있다. 따라서 알레르기 피부염 증상에 좋다.

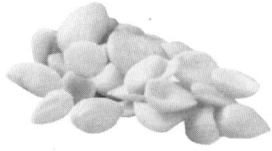

처방 ③
살구씨 활용법

【재료】 살구씨 15g, 식초 250g.

【응용법】

· 살구씨를 부순 뒤 식초와 함께 끓인다.

· 우선 미지근한 물로 환부를 씻은 뒤 살구씨 식초를 환부에 바른다.

· 매일 한 번씩 시행하여 3~4일 정도 계속한 뒤 1~2일 간격을 두었다가 다시 치료를 한다.

· 치료 기간과 치료 후 보름동안 술을 마셔서는 안 된다.

【효능】 이 처방은 피부의 건조 상태를 윤택하게 하고 살충작용을 하므로 가려움증을 멎게 하는 효능이 있다. 따라서 알레르기 피부염의 증상 완화에 도움이 된다.

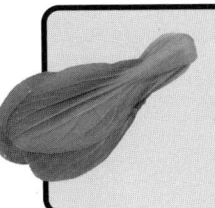

접촉성 피부염일 때
채소 · 과일 미용법

접촉성 피부염은 대부분 피부와 점막이 어떤 물건과 접촉한 뒤 국부에 급성 염증반응을 일으키는 것을 말한다.

접촉한 피부가 갑자기 시뻘개지고 부어오르며 가렵거나 화끈한 느낌이 든다. 또한 두드러기가 돋기도 하며 일단 긁어서 상처가 나면 궤양을 일으키게 된다.

심한 경우는 얼굴이 부어오르면서 피부 미용에 심각한 영향을 미치게 된다.

이럴 경우 그 치료는 열을 내리고 해독하며 풍을 몰아내어 가려움증을 멎게 해야 한다.

증상이 있을 경우 다음의 간단 미용 처방을 적절히 활용하면 도움이 되기도 한다.

처방 ①
부추음료

【재료】 싱싱한 부추 상당한 양.

【응용법】

· 부추는 씻어서 적당한 크기로 썰어서 솥에 넣는다.

· 여기에 물 3그릇을 부어서 2그릇 정도가 남게 달인 다음 매일 2회로 나누어 마신다.

【효능】 이 처방은 해독하고 습을 도우며 가려움증을 멎게 하는 효능이 있다. 그러나 장복하는 것은 좋지 않다.

처방 ②
부추 약기름

【재료】 부추 적당량, 참기름 또는 들기름 · 소금 약간씩.

【응용법】

· 부추는 잘 씻어서 물기를 제거한 뒤 찧어서 망사로 그 즙을 짜낸다.

· 그런 다음 기름과 소금을 섞어서 약기름으로 만든다.

· 이를 매일 2~3회씩 면봉으로 찍어 환부에 바른다.

【효능】 이 처방은 해독하고 과민반응을 해소시키며 가려움증을 멎게 하는 효능이 있다. 따라서 접촉성 피부염 개선에 좋다.

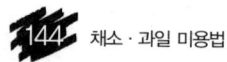

처방 ③
갓 활용법

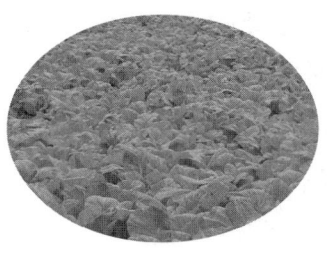

【재료】 갓 적당량.

【응용법】

· 갓은 잘 씻어서 잘게 썬 다음 솥에 넣는다.

· 여기에 물 2그릇을 붓고 반쯤 남게 달인 뒤 환부를 씻는다.

· 매일 한 번씩 달여 2회로 나누어 씻는다.

【효능】 이 처방은 해독과 과민증을 해소하는 작용이 있고 가려움증을 멎게 하는 효능도 있다.

처방 ④
비름나물즙

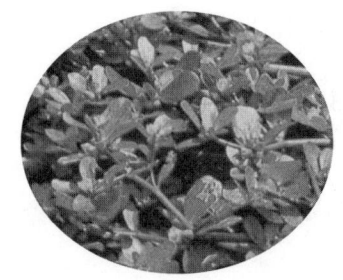

【재료】 비름 나물 전포기 적당량.

【응용법】

· 비름나물은 잘 씻어서 잘게 썬 다음 물 3그릇과 함께 1그릇 반쯤 남도록 달여서 그 즙을 환부에 바른다.

· 매일 2~3회 정도 행한다.

【효능】 이 처방은 습을 유익하게 하고 해독하며 가려움증을 멎게 하는 효능이 있다.

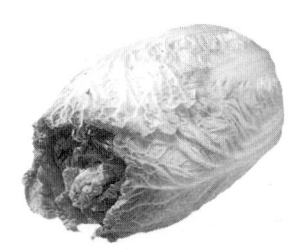

배추즙

【재료】 배추 적당량.

【응용법】

· 배추를 깨끗이 씻은 다음 물기를 제거한 뒤 망사로 싸서 그 즙을 짜낸다.

· 그런 다음 면봉으로 그 즙을 묻혀서 환부에 바른다.

· 매일 2~3회 정도 바른다.

【효능】 이 처방은 해독작용을 하고 건조한 피부를 윤택하게 하며 가려움증을 해소하는 효능이 있다.

수세미 활용법

【재료】 싱싱한 수세미 적당량, 소금 약간.

【응용법】

· 수세미를 잘 씻어서 물기를 제거한 뒤 소금과 함께 부드럽게 찧어서 환부에 붙인다.

· 매일 1~2회 정도 행한다.

【효능】 이 처방은 열을 내리고 부어오른 것을 가라앉히는 효능이 있다. 또 해독작용과 가려움증을 멎게 하는 효과가 있기도 하다.

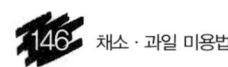

처방 ⑦
무즙

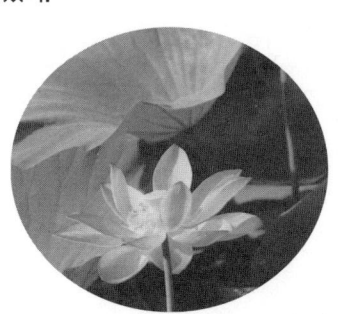

【재료】 싱싱한 무 적당량.

【응용법】

· 무는 깨끗이 씻어서 물기를 제거한 뒤 잘게 썰어서 망사에 싼 뒤 그 즙을 짜낸다.

· 이 즙을 면봉에 묻혀 환부에 바르면 된다.

· 매일 2~3회 정도 행한다.

【효능】 이 처방은 열을 내리고 해독하며 부어오른 것을 가라앉히면서 가려움증을 멎게 하는 효능이 있다.

처방 ⑧
연잎액

【재료】 연잎 50g.

【응용법】

· 연잎을 깨끗하게 씻은 뒤 잘게 썰어서 냄비에 넣고 물 3그릇을 부어서 반쯤 남도록 달인다.

· 이를 환부에 매일 2~3회씩 바른다.

【효능】 이 처방은 열을 내리고 피부 과민증을 해소하며 가려움증을 멎게 하는 효능이 있다.

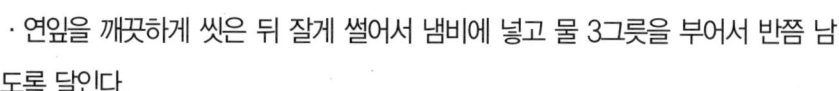

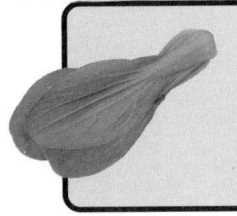

비만증 다스리는
채소 · 과일 다이어트

현대인의 건강에 키워드로 등장한 것이 비만이다.

비만은 인체의 체지방이 과다 축적되어 표준 체중의 20%를 초과한 것으로 특히 허리와 엉덩이의 비만은 몸매를 망치는 주범일 뿐만 아니라 고혈압이나 고지혈증, 당뇨병, 관상동맥성 심장병 등의 발병을 유발시키는 원흉이기도 하다.

한의학에서는 비만증이 담습(痰濕)과 연관이 깊다고 보기 때문에 비만한 사람은 담습이 많다는 논리가 있다.

그래서 이에 대한 치료는 담을 제거하고 습을 유익하게 하여 지방을 감소시키는 방법으로 진행된다.

그래서 옛 한의학자들은 몸을 가볍게 하는 식품에 관한 연구를 매우 중요시 하였다.

그 결과 많은 식품이 몸을 가볍게 하는 작용이 있는 것으로 임상 결과 밝혀졌다. 이른바 다이어트 식품이라 불리는 이들 음식을 적극적으로 활용하면 살을 빼는 데 좋은 효과가 있는 것으로 밝혀졌다.

특히 이들 식품을 활용하는 것은 음식을 절제하여 살을 빼는 것과는 다르고, 또한 기타 약물로 살을 뺄 필요도 없기 때문에 인체에 영향을 주지 않으면서도 살을 뺄 수 있을 뿐만 아니라 몸매를 날씬하게 하면서도 활력이 넘치게 한다는 장점이 있기도 하다.

만약 살이 쪄서 고민이라면 여기 소개한 식품을 자신의 증상에 맞게 적절히 활용하면 좋은 효과를 볼 수 있을 것이다.

처방 ①
무생채

【재료】 무 적당량.

【응용법】
· 무를 깨끗이 씻어서 가늘게 채로 썰어서 생채나물로 무친다.
· 이를 매일 2회 반찬으로 복용한다.

【효능】 이 처방은 지방을 줄여서 살이 빠지게 하는 효능이 있다.

처방 ②
오이 호박즙

【재료】 오이 200g, 호박 200g, 신선한 귤껍질 30g, 엿질금 30g.

【응용법】

· 오이, 호박, 엿질금, 귤껍질은 깨끗이 씻어서 잘게 썬 뒤 믹서기에 넣고 즙을 짜내어 벌꿀을 섞는다

· 이를 매일 한 번씩 음료로 마신다.

【효능】 이 처방은 소화작용을 좋게 하므로 체중을 줄이고 몸을 가볍고 날씬하게 하는 효능이 있다.

처방 ③
오이 마늘 무침

【재료】 오이 2개, 마늘 10g.

【응용법】

· 오이는 깨끗이 씻어서 얇게 썬다.

· 마늘은 잘게 다진 뒤 오이와 함께 무쳐서 반찬으로 먹는다.

【효능】 이 처방은 몸의 나쁜 열을 제거하고 지질을 감소하여 몸을 가볍게 하는 효능이 있다.

☞해설

오이에는 당질을 지방으로 전환시키는 것을 억제하는 성분이 들어있어 비만한 사람이 즐겨 먹으면 다이어트 기능이 뛰어나다.

처방 ④
오이 무 음료

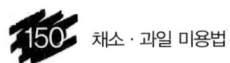

【재료】 오이 350g, 무 100g, 벌꿀 약간.

【응용법】

· 오이, 무를 깨끗이 씻은 뒤 토막으로 썰어서 믹서기에 넣고 그 즙을 짜낸다.

· 여기에 벌꿀을 섞는다. 이를 매일 한 번씩 만들어 음료처럼 마신다.

【효능】 이 처방은 몸의 열을 내리고 뜨거워진 피를 식히면서 지방을 감소시켜 살을 빼는 효능이 있다.

처방 ⑤

호박 벌꿀즙

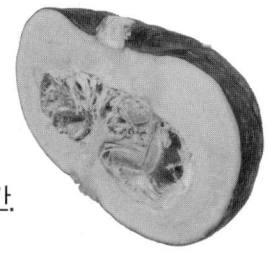

【재료】 호박 500g, 벌꿀 약간.

【응용법】

· 호박은 깨끗이 씻어서 그 껍질과 씨를 제거한 다음 잘게 썰어 믹서기에 넣고 그 즙을 짜내어 벌꿀을 섞는다.

· 이를 매일 한 번씩 만들어 음료처럼 마신다.

【효능】 이 처방은 몸의 수분대사를 좋게 하고 습을 제거하여 살을 빼면서 몸을 날씬하게 하는 효능이 있다.

☞해설

한의서에 의하면 호박을 즐겨 먹으면 몸이 가벼워지고 살을 빠지게 한다고 했다. 오늘날의 연구에서도 호박에는 지방이 없고 나트륨 함량도 극히 낮으면서 이뇨작용과 습을 제거하는 효능이 있는 것으로 밝혀졌다.

따라서 호박벌꿀즙을 즐겨 마시면 살을 빼는 효과가 뛰어나고 비만한 당뇨병 환자에게도 좋은 치료 효과가 있기도 하다.

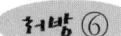

호박씨 옥수수 즙

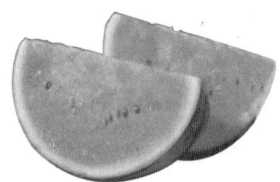

【재료】 호박씨 30g, 옥수수 30g, 엿질금 20g.

【응용법】

· 호박씨, 옥수수, 엿질금을 냄비에 넣고 물 3그릇을 부어서 그 물이 절반쯤 남을 때까지 달인다.

· 매일 두 번씩 물로 달여 마신다.

【효능】 이 처방은 몸의 체증을 내리게 하고 소화작용을 좋게 한다. 또 지방을 감소시켜 살이 빠지게 하는 효능이 뛰어나다.

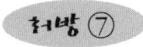

수박껍질즙

【재료】 수박껍질 30g, 갈대뿌리 30g, 싱싱한 연꽃잎 30g.

【응용법】

· 수박껍질과 갈대뿌리, 연꽃잎은 깨끗이 씻어서 잘게 썬 뒤 돌냄비에 넣는다.

· 그런 다음 물을 적당히 붓고 센불로 잠시 끓이면 된다.

· 매일 두 번씩 달여 마신다.

【효능】 이 처방은 몸의 열과 화를 내리고 배설한다. 또 수분대사를 좋게 하여 살이

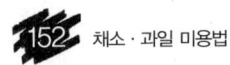

빠지게 하는 효능이 있다.

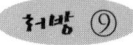

수박덩굴잎즙

【재료】 수박덩굴 잎 60g, 참깨 껍질 30g, 땅콩껍질 30g.

【응용법】

· 먼저 수박덩굴잎과 참깨 껍질, 땅콩껍질을 잘 씻어서 냄비에 넣은 뒤 물 3그릇을 부어서 반쯤 남도록 달인다.

· 이를 매일 두 번 달여 그 즙을 마신다.

【효능】 이 처방은 살을 빼고 지방을 감소시키는 효능이 뛰어나다.

율무 국화즙

【재료】 율무 50g, 국화 20g, 귤껍질 15g, 벌꿀 약간.

【응용법】

· 율무, 귤껍질은 깨끗이 잘 씻어서 물을 붓고 센불에서 한소끔 끓인다.

· 그런 다음 다시 약한 불에서 약 30분 동안 더 끓이다가 국화를 넣고 잠시 더 끓인 뒤 그 즙을 걸러낸다.

· 걸러낸 즙에 벌꿀을 섞어 매일 2~3회로 나누어 복용한다.

【효능】 이 처방은 비장을 튼튼하게 하고 몸의 습을 제거하여 지방을 감소시킴으로써 살이 빠지게 하는 효능이 있다.

연잎 녹차차

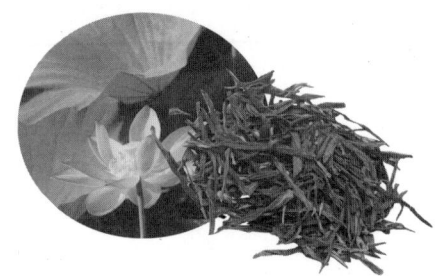

【재료】 연잎 10g, 녹차 10g.

【응용법】

· 연잎을 잘게 썰어서 녹차와 함께 찻잔에 넣는다.

· 여기에 끓는 물을 부어 잠시 우려낸 뒤 차로 마신다.

· 이를 매일 1~2회 정도 복용한다.

【효능】 이 처방은 비장을 튼튼하게 하고 몸의 수분대사를 좋게 하여 살이 빠지게 하면서 지방을 감소시키는 효능이 있다.

옥수수 · 수염차

【재료】 옥수수 수염 30g, 연잎 10g, 녹차 10g.

【응용법】

· 연잎은 잘게 다진 뒤 녹차와 함께 찻잔에 넣고 옥수수 수염을 별도로 달여서 그 물을 찻잔에 부어 연잎과 녹차를 잠시 우려낸 뒤 차로 마신다.

· 매일 2회 정도 마신다.

【효능】 이 처방은 몸의 열을 내리고 지방을 감소시켜 살이 빠지게 하는 효능이 있다.

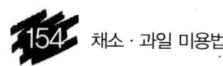

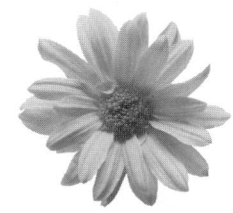

처방 ⑫

국화차

【재료】 국화 15g, 귤껍질 15g.

【응용법】

· 귤껍질은 잘게 다진 뒤 국화와 함께 찻잔에 넣고 끓는 물을 부어서 뚜껑을 덮어 잠시 뜸을 들인 뒤 마신다.

· 이를 매일 두 번씩 마신다

【효능】 이 처방은 기혈을 유익하게 하고 비장과 위장을 튼튼하게 하면서 체중을 감소시키는 다이어트 작용을 한다.

☞ 해설

이 처방에 쓰인 국화에는 비타민 A군, B군, 아미노산과 휘발성 기름이 함유돼 있어 지방을 감소시키고 콜레스테롤치가 낮아지게 하는 작용이 있다.

또 귤껍질에 들어있는 성분은 소화액 분비를 자극해 위장과 장 운동을 촉진하는 효능이 있다.

따라서 이 두 가지 약재로 구성된 처방은 유지방을 분해하고 또 배설시키므로 지방이 체내에 축적되는 것을 감소시키게 된다.

그러므로 이 두 가지를 함께 쓰면 다이어트와 체중을 감소시키는 작용을 더욱 향상시키므로 임상에서 비만증 환자가 잘 걸리는 질병, 즉 고혈압이나 관상동맥성 심장병, 동맥경화증 등의 예방과 치료에 널리 응용되고 있기도 하다.

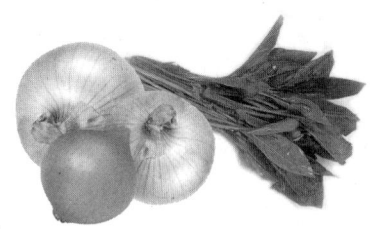

처방 ⑬
당근 산사즙

【재료】당근 1개, 산사 20g, 복숭아씨 15g.

【응용법】

· 우선 당근은 깨끗이 씻어서 잘게 썬다.

· 산사도 씻어서 반으로 쪼갠 뒤 복숭아씨, 당근과 함께 냄비에 넣고 물 3그릇을 부어 반쯤 남도록 달인다.

· 매일 2회씩 물로 달여 마신다.

【효능】이 처방은 지방을 제거하여 살이 빠지게 하는 다이어트 효능이 뛰어나다. 특히 몸이 냉하면서 유난히 멍이 잘 드는 비만인이 마시면 좋은 효과를 기대할 수 있다.

처방 ⑭
시금치 양파 반찬

【재료】시금치 200g, 양파 100g.

【응용법】

· 시금치와 양파를 함께 무치거나 들기름에 볶아서 날마다 1~2회씩 먹는다.

【효능】이 처방은 체지방을 줄여서 비만을 감소시키는 효능이 있다. 특히 비만과 고지혈증 증상을 개선하는 데 뛰어난 효과가 있다.

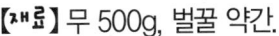

처방 ⑮
무 벌꿀 음료

【재료】무 500g, 벌꿀 약간.

【응용법】

· 무는 깨끗이 씻어서 잘게 썬 뒤 믹서기에 넣어 그 즙을 짜낸 뒤 벌꿀을 섞는다.

· 이를 매일 1~2회씩 음료 대신 마신다.

【효능】이 처방은 지방을 소화시켜 다이어트 효과를 나타낸다.

☞ 해설

　한의서에 의하면 무는 오장육부를 유익하게 하고 몸을 가볍게 하여 살결을 희고 부드럽게 한다고 기록돼 있다.

　현대 연구에서도 무에는 비타민 C의 양이 배나 사과보다 8~11배나 더 많으며 또한 비타민 B1, B2, 칼슘, 철분과 전분효소가 들어있는 것으로 밝혀졌다.

　특히 무는 육류의 기름성분을 분해시키고 담즙분비를 촉진시키므로 지방을 소화시키는 데 유익한 효능이 있기도 하다.

　그러므로 무즙을 즐겨 마시면 다이어트 효과가 있을 뿐만 아니라 고지혈을 감소시키며 고혈압이나 관상동맥성 심장병을 예방하고 치료하는 데에도 효과가 있다.

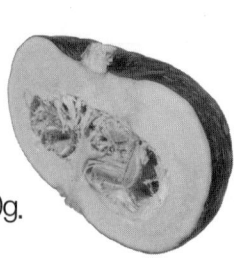

처방 ⑯
늙은 호박껍질즙

【재료】 늙은 호박껍질 50g, 신선한 연잎 30g.

【응용법】

· 호박껍질과 연잎은 깨끗이 씻어서 잘게 썬 뒤 솥에 넣고 물을 적당히 부어 센불로 잠시 끓인다.

· 이를 매일 2회씩 물로 달여 그 즙을 마신다.

【효능】 이 처방은 몸을 따뜻하게 해주고 지혈을 낮추며 다이어트 효과가 있어 살이 빠지게 한다.

처방 ⑰
호박 산사즙

【재료】 호박속 100g, 산사 30g.

【응용법】

· 호박속과 산사를 냄비에 넣고 물 3그릇을 부어서 1그릇 정도 남게 달인다.

· 매일 2회씩 달여 그 즙을 마신다.

【효능】 이 처방은 음식의 소화를 촉진시키고 체증을 내리게 하는 효능이 있어 몸을 가볍게 하고 살이 빠지게 하는 작용을 한다.

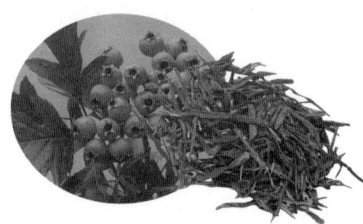

처방 ⑱
산사녹차

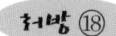

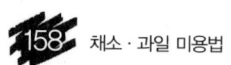

【재료】 신선한 산사 50g, 녹차 10g.

【응용법】

·우선 산사는 깨끗이 씻어서 씨를 제거한 뒤 잘게 다져서 녹차와 함께 끓는 물에 잠시 담가 우려낸다.

·이를 매일 두 번씩 차 대신 마신다.

【효능】 이 처방은 식체를 내리고 지혈을 줄이며 다이어트 작용을 한다. 따라서 비만과 고지혈증을 개선하는 효능이 있다.

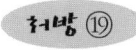
처방 ⑲
산사국화차

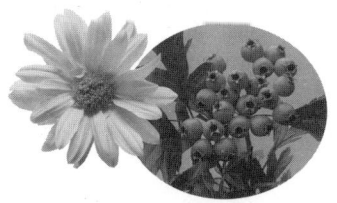

【재료】 산사 50g, 국화 15g, 엿질금 40g, 결명자 9g.

【응용법】

·이상의 재료를 솥에 넣고 물을 2그릇 정도 부어서 1그릇 정도가 남도록 달인다.

·이를 매일 2회씩 달여 마신다.

【효능】 이 처방은 열을 내리고 식체를 내리며 다이어트 작용을 하므로 비만증을 감소시켜 몸을 가볍게 한다.

처방 ⑳
산사인진쑥즙

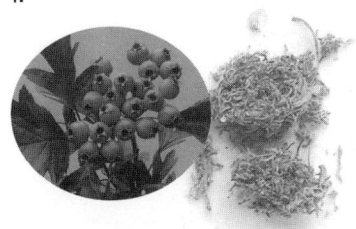

【재료】 산사 30g, 인진쑥 20g, 국화 10g, 생강 3쪽.

【응용법】

· 산사 등 모든 재료를 냄비에 넣고 물 3그릇을 부어서 1그릇 정도가 남게 달인다.

· 매일 2회씩 달여 그 즙을 마신다.

【효능】 이 처방은 열을 내리고 지혈을 녹이며 다이어트 작용과 식체를 내리게 하는 효능이 있다.

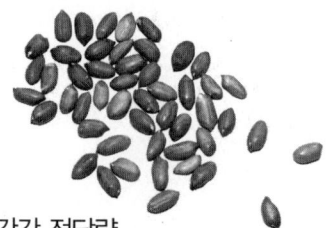

처방 ㉑
초땅콩

【재료】 땅콩 · 양조식초 각각 적당량.

【응용법】

· 땅콩을 병에 넣고 식초를 부은 뒤 밀봉하여 3~7일간 둔다.

· 매일 2회로 나누어 땅콩 10알씩을 먹는다.

【효능】 이 처방은 식체를 내리고 소화작용을 도우므로 다이어트 효능이 나타나게 된다. ♣

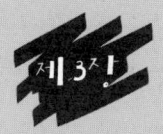

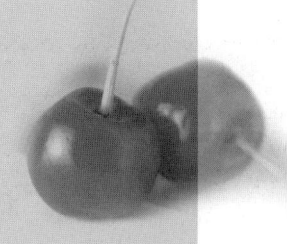

제3장

피부 미용에 효과 최고!
과채즙 활용법

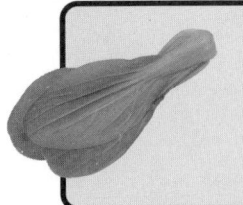

봄철 거친 피부를 매끈하게!
양배추 과채즙

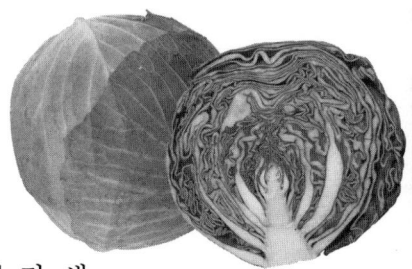

봄철 피부가 거칠어졌을 때 마시면 좋은 효과가 있는 미용음료이다. 특히 이 때 파셀리를 첨가하면 보다 효과적이다.

또 늘 담배를 피우거나 잇몸에 출혈이 잘 생길 경우, 혹은 위와 장이 좋지 못한 사람이 마셔도 좋은 효과를 볼 수 있다.

만약 마시기가 어려울 때는 딸기 또는 사과를 첨가하면 양배추의 풋내와 떫은 맛을 제거할 수 있으므로 보다 맛있게 먹을 수 있다.

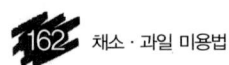 이렇게 활용하세요!

【재료】 양배추 80g, 사과 중간 크기 1/2개, 딸기 9~10개, 레몬즙 약간.
　　　(완성된 즙의 양은 180ml가 되도록 한다)

【응용법】

· 딸기는 꼭지를 떼내고 사과, 양배추와 함께 믹서기에 넣고 즙을 짜낸 뒤 레몬즙을 섞어서 마신다.

· 이때 남은 찌꺼기는 계란흰자위, 벌꿀과 버무려 팩 재료로 응용하면 피부 미용에도 훌륭한 효과가 있어 일거양득이다.

【효능】이 처방은 비타민 C, 구연산, 사과산, 레몬산, 칼슘 등을 풍부하게 함유하고 있어 피부 미용에 유익한 작용을 한다.

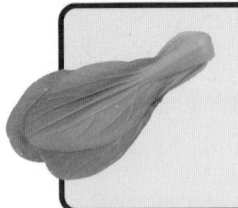

기미·주근깨 없애는
파셀리 레몬즙

파셀리 레몬즙에는 비타민 C가 약 120g
정도 들어있어 검버섯이나 기미, 주근깨,
살결이 검은 증상에 특히 효과가 있다.

　외출할 때 이 즙을 한 컵 마시면 자외선
으로부터 피부가 손상받지 않도록 보호한다.
이밖에도 이 즙은 잇몸에 출혈이 있는 사람에게도 효과가 있다.

☞ 이렇게 활용하세요!

【재료】 파셀리 30g, 레몬 중간 크기 1개, 오렌지 중간 크기 1개.

(완성된 즙의 양이 180ml가 되는 재료)

【응용법】

· 오렌지는 그 껍질을 벗기고 파셀리와 함께 믹서기에 넣고 간 뒤 그 즙을 걸러낸다.

· 여기에 레몬즙을 짜서 섞어 마신다.

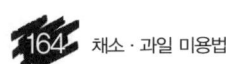

· 이때 남은 찌꺼기는 계란흰자위나 벌꿀과 함께 버무려 팩 재료로 쓰면 된다.

【효능】이 처방은 비타민 A, 비타민 B1, B2, C, 칼슘, 철분과 레몬산을 보충하는 약효가 있다.

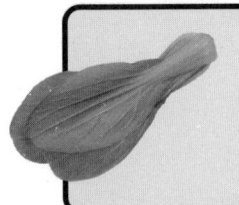

피부 미용에 좋고 변비까지 개선
파인애플 양배추즙

이 과채즙은 습진에 잘 걸리는 어린이에게 특히 효과적이다. 파인애플의 맛은 양배추의 풋내와 떫은 맛을 중화시키므로 마시기가 좋다.

그리고 변비나 얼굴의 기미, 검버섯, 주근깨에도 효과가 좋기 때문에 미용과채즙이기도 하다.

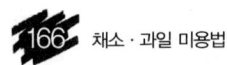
☞ 이렇게 활용하세요!

【재료】 양배추 50g, 파인애플 200g, 레몬즙 약간.

【응용법】

· 파인애플은 껍질을 벗겨낸 뒤 양배추와 함께 믹서기에 넣고 그 즙을 짜낸다.

· 여기에 레몬즙을 섞어 마시면 된다.

· 이때 남은 찌꺼기는 계란흰자위와 벌꿀로 버무려 팩 재료로 활용하면 된다.

【효능】이 처방은 비타민 A, 비타민 B1, B2를 보충해주므로 미용과 변비에 좋은 효과가 있다.

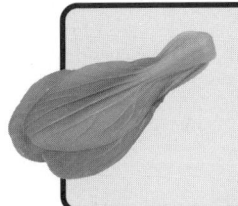

까칠한 피부에 좋은
당근 미나리즙

비타민 A가 풍부한 당근과 해독작용이 있는 미나리로 만든 이 과채즙은 피부가 까칠한 사람이 마시면 좋다. 또 시험을 앞둔 학생들에게 매우 좋고 오랫동안 마시면 눈을 밝게 하는 효능이 있기도 하다.

☞ 이렇게 활용하세요 !

【재료】 당근 중간 크기 1개, 미나리 50g, 사과 작은 것 1개.

【응용법】

· 재료를 모두 믹서기에 넣고 그 즙을 짜내어 마신다.

· 이때 남은 찌꺼기는 계란흰자위, 벌꿀과 버무려 팩재료로 만들어 얼굴에 바른다.

【효능】 이 처방은 비타민 A, 비타민 B1, B2, C, 비타민 H, 사과산, 레몬산, 철분, 칼슘 등이 풍부해 이들 영양분을 보충해주는 효과가 있다.

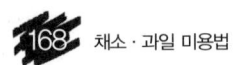

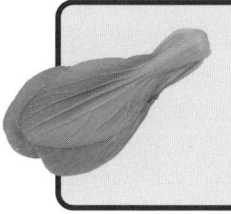

피로한 눈, 피로한 피부에 생기를!
사과 당근 과채즙

이 과채즙은 강건한 체력을 길러주고, 천연의 안약으로써 눈 피로에 상당히 좋은 효과가 있다. 특히 발육기의 어린이에게 좋고 여성의 피부 미용에도 뛰어난 약효가 있는 과채즙이다. 피로한 피부, 생기없는 피부에 충분한 영양을 주기 때문이다.

☞ 이렇게 활용하세요!

【재료】사과 중간 크기 1개, 당근 중간 크기 1개, 레몬 1/6개.
(완성된 즙 230ml 정도)

【응용법】

· 사과와 당근을 믹서기에 넣어 그 즙을 짜낸다.
· 여기에 레몬의 즙을 짜내서 혼합하여 마신다.
· 이때 남은 찌꺼기는 모두 합한 뒤 계란흰자위를 섞어서 팩 재료로 만들어 얼굴에 펴바른다.

【효능】이 처방은 비타민 A, 비타민 H, 철분, 칼슘, 구연산, 사과산 등을 보충하여 주는 효능이 있으므로 피로를 해소하고 피부미용에 좋은 효과가 있다.

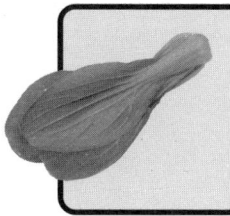

매끈한 피부결로 가꿔주는
토마토 사과 과채즙

이 과채즙은 아미노산이 풍부한 건뇌음식이자, 동시에 소화액 분비를 촉진시키며 간장기능을 강화하는 작용이 있다.

주로 체구가 비만하고 동맥경화와 고혈압이 있는 사람에게 적합한 음료이고 미용 효과도 뛰어난 과채즙이다. 매일 아침 한 컵씩 마시면 매끈한 피부결을 유지하는 효과가 있기 때문이다.

☞ 이렇게 활용하세요!

【재료】 토마토 중간 크기 2개, 사과 중간 크기 1/2개, 양배추 100g.

【응용법】

· 토마토는 꼭지를 따고 나머지 재료와 함께 믹서기에 넣어 그 즙을 짜내어 마신다.

· 이때 남은 찌꺼기는 계란흰자위와 버무려 팩 재료로 만들어 활용하면 된다.

【효능】 이 과채즙은 비타민 C, B6, K, 사과산, 레몬산, 칼슘 등이 함유돼 있어 피부 미용에 좋은 효과를 나타낸다.

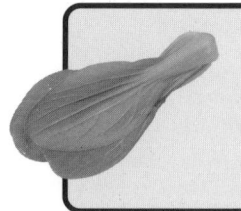

거친 피부 개선하고 주름살 예방
파셀리 당근 과채즙

이 과채즙에는 비타민 A가 풍부하기 때문에 특히 고혈압이나 동맥경화증이 있는 사람에게 적합하다.

특히 혈액순환을 촉진하며 피부가 거칠고 주름살이 쉽게 생기는 것을 완화한다. 특이하게 편도선 염증 등에도 좋은 효과가 있다.

이렇게 활용하세요!

【재료】파셀리 30g, 오이 30g, 당근 중간크기 1/2개, 피망 2개, 참외 중간 크기 1/2개, 레몬 1/4개.

【응용법】

· 참외는 껍질을 벗기고 나머지 재료와 함께 믹서기에 넣어 그 즙을 짜내어 마신다.

· 이때 남은 찌꺼기는 계란흰자위, 벌꿀과 버무려 팩 재료로 만들어 얼굴에 붙인다.

【효능】이 과채즙은 비타민 A, 비타민 B1, B2, C, 칼슘과 철분, 엽산 등이 풍부하게 함유돼 있으므로 늘 마시면 피부 미용에 좋은 효과가 있다.

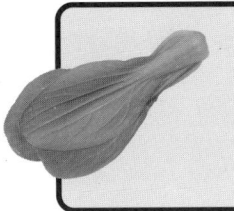

피부 혈색 좋게 하는
양배추 과채즙

양배추에는 비타민 C, E가 풍부하여 혈액순환을 촉진하고 피부 미용에도 효과가 있다. 특히 고혈압 환자에게 매우 좋은 음료이기도 하다.

☞ 이렇게 활용하세요!

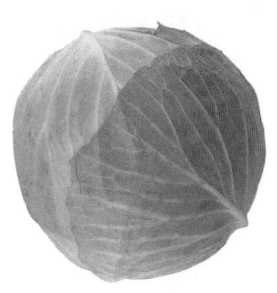

【재료】 양배추 150g, 미나리 30g,
사과 중간 크기 1/2개, 레몬 1/2개.
(완성된 즙의 양이 220㎖ 정도)

【응용법】

· 사과와 양배추, 미나리, 레몬을 믹서기에 넣고 그 즙을 짜내어 마신다.

· 이때 남은 찌꺼기는 계란흰자위, 벌꿀과 버무려 팩 재료로 만들어 팩을 한다.

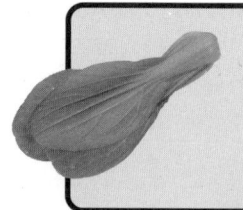

부종에도 좋은 피부 미용 음료
수박 오이 과채즙

이 과채즙은 부종을 해소하는 데에 굉장히 좋은 효과가 있어 평소 부종으로 고생하는 사람에게 적합한 과채즙이다.

부종이 심한 사람은 아침과 점심 때 각각 한 컵씩 마셔야 한다. 그리고 심장병과 신장 기능 이상으로 유발된 부종 치료에 각별한 효과가 있다.

특히 즙을 짜내고 남은 찌꺼기로 팩을 하면 피부 미용에도 좋은 효과를 기대할 수 있다.

☞ 이렇게 활용하세요!

【재료】수박 200g, 오이 작은 것 1개.

【응용법】

· 수박은 껍질을 벗기고 오이와 함께 믹서기에 넣어 그 즙을 짜내어 마신다.

· 남은 찌꺼기는 계란흰자위나 벌꿀과 버무려 팩 재료로 만든 뒤 얼굴에 팩을 한다.

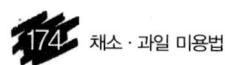

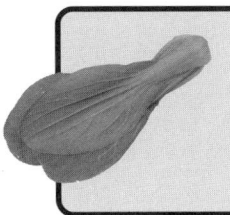

뇌졸중을 예방하면서 피부에도 좋은
미나리 과채즙

이 과채즙은 혈압을 내리는 작용이 있다. 따라서 고혈압에 의해 뇌졸중이 발생할까 걱정되는 사람이 매일 아침 이 과채즙을 마시면 예방하는 효과를 기대할 수 있다. 특히 이때 남은 찌꺼기를 팩 재료로 만들어 피부 미용에 응용하면 좋은 효과를 나타낸다.

☞ 이렇게 활용하세요!

【재료】 미나리 70g, 상추 50g, 순무 작은 것 1개, 사과 1/2개, 귤 1개.

【응용법】

· 귤은 껍질을 벗긴 뒤 나머지 재료와 함께 믹서기에 넣고 그 즙을 짜내어 마신다.

· 이때 남은 찌꺼기는 계란흰자위, 벌꿀과 함께 버무려 팩 재료로 만들어 얼굴에 바르면 미용 효과를 거둘 수 있다.

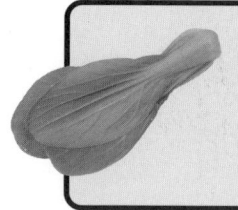

혈관을 튼튼히 하면서 피부 미용에 좋은
금귤 과채즙

금귤에는 비타민 C, P, 엽록소가 풍부하게 함유돼 있다. 따라서 이를 주재료로 한 과채즙을 마시면 혈관을 튼튼하게 하고 동맥경화와 뇌졸중을 예방하는 효과가 있다.

특히 이 과채즙을 매일 아침과 점심에 각각 한 잔씩 마시면 피부 미용에도 좋은 효과가 있다.

☞ 이렇게 활용하세요!

【재료】 금귤 6~7개, 파셀리 50g, 양배추 200g.

【응용법】

· 재료 전부를 믹서기에 넣고 그 즙을 짜내어 마신다.

· 이때 남은 찌꺼기는 계란흰자위, 벌꿀과 버무려 팩 재료로 만들어 얼굴에 바른다.

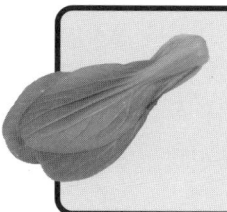

빈혈 개선하고 피부 미용에 좋은
쑥갓 사과 과채즙

베타 카로틴, 비타민 C와 철분은 인체의 저항력을 높이고 빈혈 치료에 효과가 있다. 따라서 이 과채즙을 꾸준히 마시면 빈혈을 개선할 뿐만 아니라 피부를 매끄럽고 윤기나게 하는 효과를 기대할 수 있다. 이 과채즙에는 베타 카로틴, 비타민 B1, B2, C, 사과산, 레몬산과 철분이 풍부하게 함유돼 있기 때문이다.

☞이렇게 활용하세요!

【재료】 쑥갓 80g, 사과 작은 것 1개, 레몬 1/2개.

【응용법】

· 사과와 쑥갓을 함께 믹서기에 넣고 그 즙을 짜낸다.

· 여기에 레몬의 즙을 짜서 섞은 뒤 마신다.

· 이때 남은 찌꺼기는 계란흰자위, 벌꿀과 섞어서 팩 재료로 만들어 얼굴에 바르면 피부에 윤기가 나면서 아름다워지게 된다.

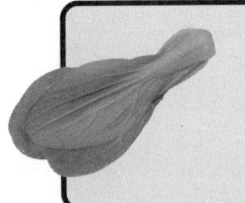

저혈압 개선, 피부까지 깨끗해지는
순무 시금치 과채즙

저혈압이 있는 사람은 일반적으로 아침이면 제대로 일어나지 못한다. 그러므로 몸이 허약하고 인내력과 지구력이 없는 사람에게 이 과채즙은 매우 적합하다.

매일 아침 식사 후 1~2컵을 마시고 2~3주간 계속하면 두드러진 효과를 보게 될 것이다. 피부 미용에도 다시 없이 좋은 과채즙이다.

☞이렇게 활용하세요!

【재료】 순무 100g, 시금치 50g, 당근 작은 것 1/2개, 사과 1개, 레몬 1/6개.

【응용법】

· 레몬은 그 즙을 짜서 따로이 둔다.

· 나머지 재료는 함께 믹서기에 넣고 그 즙을 짜낸 뒤 레몬즙을 섞어 마신다.

· 이때 남은 찌꺼기는 계란흰자위나 벌꿀과 섞어 팩 재료로 활용하면 피부를 깨끗하게 하고 기미나 잡티를 없애주는 효능이 있다.

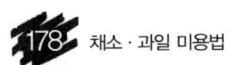

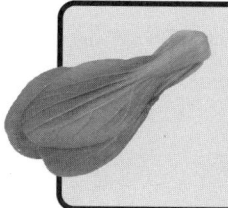

저혈압과 빈혈에 좋은
당근 순무 과채즙

이 과채즙은 저혈압으로 아침에 제대로 일어나지 못하는 사람에게 적합한 음료이다. 매일 아침 식사 후 1~2컵을 마시면 피부를 아름답게 하는 효능도 기대할 수 있다.

☞이렇게 활용하세요!

【재료】상추 50g, 당근 1/2개, 순무 100g, 바나나 1/2개, 사과 1개, 레몬즙 약간.
(완성된 즙 260ml의 양)

【응용법】

· 모든 재료를 잘 씻어서 잘게 썬 뒤 믹서기에 넣고 그 즙을 짜내어 마신다.
· 이때 남은 찌꺼기는 계란흰자나 벌꿀과 버무려 미용팩 재료로 활용한다.

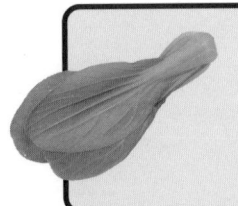

천식에 좋으면서 피부색 곱게 하는
무청 과채즙

　이 과채즙은 카로틴과 철분이 풍부하게 함유돼 있어 빈혈증상이 있고 현기증과 가슴 두근거림, 숨이 가쁘거나 안색이 어둡고 좋지 않은 증상에 좋은 효과가 있다. 매일 아침에 마시면 증상을 개선하는 효과가 있기 때문이다. 이때 남은 찌꺼기는 벌꿀이나 계란흰자위와 버무려 팩을 하면 피부색을 아름답게 하는 효능이 있다. 특히 이 과채즙은 방광 무력증에도 효과적이다.

☞이렇게 활용하세요!

【재료】 무청 5~8가닥, 당근 1/2개, 사과 작은 것 1개.

【응용법】

· 모든 재료를 믹서기에 넣고 그즙을 짜내어 마신 후 찌꺼기는 팩재료로 활용한다.

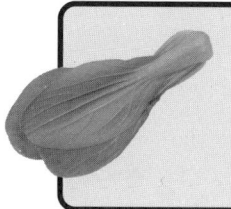

미용 비타민 B군이 풍부~
미나리 과채즙

이 과채즙은 비타민 B군이 풍부하여 간장기능을 강화시킨다. 또 위와 장의 소화력도 좋게 만들고 정력을 강장시키는 효과가 있기도 하다. 피부를 아름답게 하는 효능도 뛰어나다.

☞**이렇게 활용하세요!**

【재료】 밭 미나리 30g, 물 미나리 20g,
사과 중간 크기 1/2개, 요구르트 2큰술, 엿질금가루 1큰술.

【응용법】

· 요구르트와 엿질금 분말을 제외한 나머지 재료를 믹서기에 넣고 그 즙을 짜낸 뒤 요구르트와 엿질금가루를 섞어서 마신다.

· 이때 남은 찌꺼기는 계란흰자위나 벌꿀과 섞어 팩 재료로 만들어 얼굴에 바른다.

· 이 과채즙은 각종 비타민과 단백질을 보충하는 작용이 있어 피부 미용에 좋다.

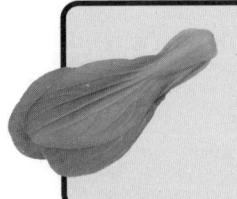

나른한 몸을 깨우는 미용 음료
쑥갓 미나리즙

몸이 허약한 것은 종종 비타민 부족으로 유발되므로 카로틴과 비타민 C가 풍부한 쑥갓이나 비타민 B1, B2가 풍부한 미나리로 만든 과채즙을 마시면 체력을 증강시킬 수 있다.

이렇게 활용하세요!

【재료】 쑥갓 50g, 미나리 50g, 사과 중간 크기 1개, 레몬 1/4개.

【응용법】

· 레몬은 껍질을 벗기고 쑥갓과 미나리, 사과 등과 함께 믹서기에 넣고 그 즙을 짜내어 마신다.

· 이때 남은 찌꺼기는 계란흰자위나 벌꿀과 섞어서 미용팩으로 활용하면 된다.

· 이 과채즙은 단백질을 소화시키는 데에 도움을 주는 효과가 있기도 하다.

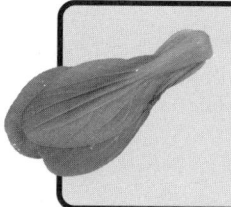

숙취 풀고 미용에도 좋은
양배추 감 과채즙

술을 마신 다음날 아침 이 과채즙 한 컵을 마시면 술이 깨게 하고 정신이 번쩍 들게 하는 효능이 있다. 감 외에 배, 참외, 수박 등을 활용해도 된다.

특히 위장과 장이 안 좋거나 간장기능이 약한 사람은 이들 재료 외에 사과, 파셀리, 토마토를 첨가해서 만들어 먹으면 보다 좋은 효과를 기대할 수 있다. 피부 미용음료로도 효과적이다.

☞ 이렇게 활용하세요!

【재료】감 중간 크기 1개, 양배추 200g, 레몬즙 약간. (완성된 양 200ml)

【응용법】

· 감은 씨와 꼭지를 제거하고 양배추와 함께 믹서기에 넣어 그 즙을 짜낸 뒤 레몬즙을 섞어서 마신다.

· 이 과채즙은 칼슘을 보충하는 음료이기도 하다.

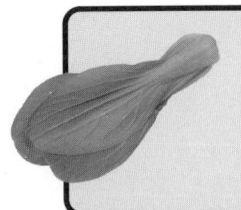

해독력 강하고 미용에도 좋은
들깻잎 딸기 과채즙

이 과채즙에는 각종 비타민과 무기질이 풍부하게 함유돼 있을 뿐만 아니라 매우 강력한 해독작용을 가지고 있다.

그러므로 간장기능을 강화시키는 효능이 있다. 특히 과민성 체질을 개선하고 빈혈이 쉽게 발생되는 사람에게 적합한 과채즙이다.

☞ 이렇게 활용하세요!

【재료】들깻잎 20장, 파셀리 20g, 브로컬리 100g, 딸기 100g, 사과 중간 크기 1/4개, 레몬즙 약간.

【응용법】

· 레몬즙을 제외한 나머지 재료로 즙을 짜낸 뒤 레몬즙을 섞어 마신다.

· 이때 남은 찌꺼기는 계란흰자위나 벌꿀과 버무려 미용팩으로 활용하면 된다.

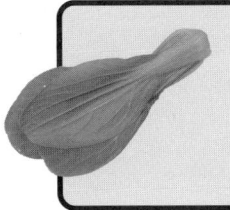

정력강화 효과가 있는
참마 과채즙

참마에는 생식능력을 증강시키는 아미노산이 풍부하게 함유돼 있다. 그러므로 중년기에 접어든 뒤 정력이 날로 쇠퇴하고 있다고 느끼는 사람은 날마다 마시면 정력강화와 건강을 강화시키는 효과를 두루 거두게 된다.

☞이렇게 활용하세요!

【재료】 당근 작은 것 1/2개, 참마 100g, 미역을 끓인 즙 약간.
 (완성된 즙의 양은 약 300ml)
【응용법】
· 참마는 그 껍질을 벗긴 뒤 당근과 함께 잘게 썬다. 그런 다음 미역즙과 함께 믹서기에 넣어 그 즙을 갈아서 마신다.

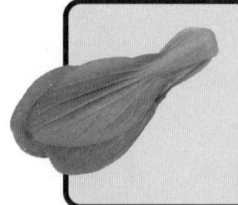

체력 튼튼, 피부 튼튼
양파 과채즙

이 과채즙을 즐겨 마시면 질병에 대한 저항력이 높아지게 된다. 이밖에도 정력강장과 신체 건강을 높이는 효과도 있어 체력을 강화하는 데에 효과가 가장 큰 과채즙이다. 특히 피부의 저항력을 높이는 효과도 있다.

☞ 이렇게 활용하세요!

【재료】양파 작은 것 1/2개, 당근 중간 것 1개, 미나리 100g, 레몬 1/2개. (완성된 양 220ml)

【응용법】

· 양파는 그 껍질을 벗긴 뒤 나머지 재료와 함께 믹서기에 넣고 간다.

· 간 즙에 레몬즙을 짜넣는다.

· 양파는 자극성이 강하므로 먼저 냉수에 담갔다가 쓰면 보다 효과적이다.

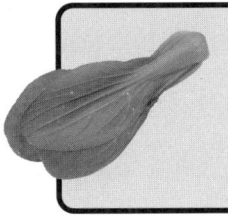

위장 정화시켜 피부 곱게 하는
양배추즙

이 과채즙은 위와 장을 정화시키는 효과가 있어 계속해서 마시면 대소변이 잘 통하여 위와 장이 시원해진다. 그 결과 피부 트러블이 없어지고 피부 톤도 맑아지는 효과를 기대할 수 있다.

☞ 이렇게 활용하세요!

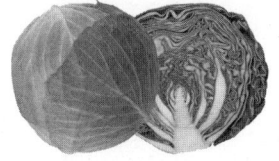

【재료】 양배추 150g, 상추 200g, 레몬 1/4개. (완성된 즙 양은 220ml)

【응용법】

· 우선 양배추와 상추를 믹서기에 넣고 간 뒤 레몬즙을 섞어서 마신다.

【효능】 이 과채즙에는 비타민 C, B6, K, E, P 등의 영양소가 풍부해 피부 미용은 물론 위와 장의 기능을 정화시키는 데에도 뛰어난 효과가 있다.

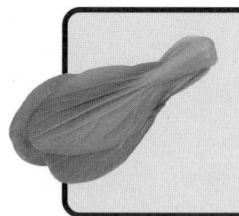

피부 거칠고 탄력 없을 때!
다섯가지 과채즙

이 과채즙은 비타민 C가 부족하고 위와 장이 약한 사람에게 적합하다. 특히 피부가 거칠고 탄력이 없을 때도 효과가 좋다.

☞ 이렇게 활용하세요!

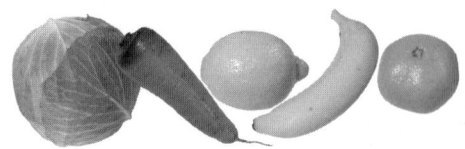

【재료】양배추 150g, 당근 중간 크기 1/2개, 레몬 1/6개, 바나나 작은 것 1개, 귤 중간 것 1개.

【응용법】

· 레몬은 껍질을 벗기고 바나나, 당근, 양배추, 귤과 함께 믹서기에 넣고 갈아서 그 즙을 짜내어 마신다.

· 이때 남은 찌꺼기는 계란흰자위나 벌꿀로 버무려 팩 재료로 활용하면 된다.

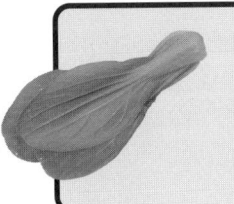

위장 기능 좋게 해 피부도 좋게!
양배추 파셀리 과채즙

이 과채즙을 마시면 뱃속에서 소리가 날 것이며 계속해서 여러 번 마시면 위와 장의 기능이 활성화 된다. 그 결과 피부에 윤기가 나고 피부 톤도 맑아지는 효과를 기대할 수 있다. 특히 이 과채즙은 몸이 비만한 어린이 또는 고혈압이 있는 사람이 장기간을 두고 마시면 보다 효과적이다.

☞ 이렇게 활용하세요!

【재료】 양배추 150g, 미나리 50g, 파셀리 30g,
사과 큰 것 1/2개, 레몬즙 약간. (완성된 양이 약 230ml)

【응용법】
· 레몬즙을 제외한 모든 재료를 믹서기에 넣고 즙을 짜낸 뒤 레몬즙을 섞어 마신다.
· 이때 찌꺼기는 계란흰자나 벌꿀을 섞어 미용팩으로 활용하면 된다.

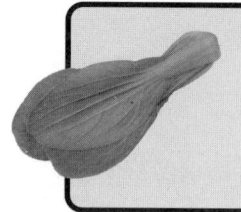

위궤양을 치료하는
당근 양배추 과채즙

이 과채즙에는 위궤양을 치료하는 양배추가 효과가 좋은 상태로 있게 된다. 그리고 식욕부진 또는 위와 장이 약한 사람은 늘 마시는 것이 좋다. 특히 남은 찌꺼기로 미용팩을 하면 피부색을 좋게 하고 윤기나게 하는 효과를 기대할 수 있다.

☞ 이렇게 활용하세요!

【재료】당근 중간 크기 2/3개, 양배추 150g, 사과 중간 크기 2/3개, 레몬즙 약간.
(완성된 양은 약 250ml)

【응용법】

· 레몬즙을 제외한 다른 재료를 모두 넣고 그 즙을 짜낸 뒤 레몬즙을 섞어서 마시면 된다.

· 이때 남은 찌꺼기는 미용팩으로 만들어 활용하면 된다.

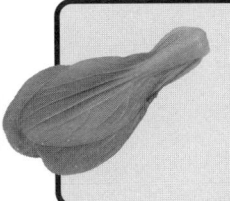

심장병과 여드름에 좋은 효과
사과 과채즙

이 과채즙은 위와 장이 약하고 심장병이 있는 사람에게 적합하다. 특히 여드름을 치료하는 효과가 있기도 하다.

이 과채즙에는 비타민 효소가 들어있어 가슴 속에 열이 날 때도 효과가 있다.

☞ 이렇게 활용하세요!

【재료】 사과 중간 크기 1개, 무청 8~10쪽, 레몬즙 약간.

【응용법】

· 사과와 무청을 믹서기에 넣고 그 즙을 갈아낸 뒤 레몬즙을 타서 마신다.

· 이때 남은 찌꺼기는 계란흰자위나 벌꿀로 버무려 미용팩으로 응용한다.

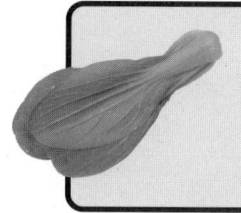

위궤양 예방하고 피부도 부드럽게!
양배추 과채즙

위궤양을 예방하려는 사람이 장기간을 두고 마시면 예방이 된다. 또 위와 장을 조절하는 작용이 있기도 하다. 특히 이 과채즙을 꾸준히 활용하면 피부를 부드럽게 해주는 효과를 기대할 수 있다.

☞ 이렇게 활용하세요!

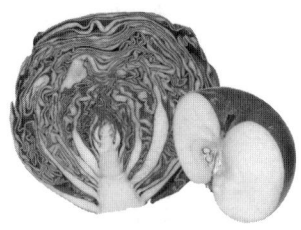

【재료】 양배추 200g, 사과 중간 크기 1/2개, 파셀리 20g. (완성된 양 210ml)

【응용법】

· 이상의 재료를 믹서기에 넣고 그 즙을 짜내어 마신다.

· 이때 남은 찌꺼기는 미용팩 재료로 쓰면 된다.

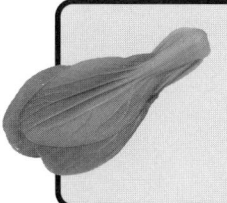

변비 다스리고 여드름 없앤다
복숭아 과채즙

복숭아의 섬유질과 요구르트 속의 유산균이 위와 장을 운동시켜 대변이 원활하게 배설되게 돕는다. 따라서 변비가 있거나 여드름이 나는 사람이 매일 한 컵씩 마시면 좋은 효과가 있다.

☞*이렇게 활용하세요!*

【재료】 복숭아 1개, 파셀리 2포기, 레몬즙 약간,
벌꿀 1~2작은술, 요구르트 80ml. (완성된 양 230ml 정도)

【응용법】

· 복숭아는 그 껍질과 씨앗을 제거하고 다른 재료와 함께 믹서기에 넣어 갈아서 먹는다.

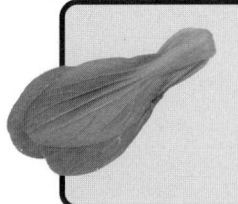

피부 트러블 해결사
당근 상추 과채즙

상추에는 마그네슘이 풍부하게 함유돼 있어 신경세포를 활성화 시키는 작용이 있다. 따라서 신경과민인 사람, 또는 늘 정신적 스트레스를 심하게 받는 사람에게 적합한 음료이다. 또 시험을 앞둔 학생이나 입시생들에게도 좋은 음료이다. 특히 이 음료는 여드름이나 뽀루지 등 각종 피부 트러블을 예방하는 효과도 있다.

☞ *이렇게 활용하세요!*

【재료】 상추 150g, 당근 중간 크기 1개, 사과 중간 크기 1/2개.
【응용법】 이상의 재료를 믹서기에 넣고 그 즙을 짜내어 마신다.

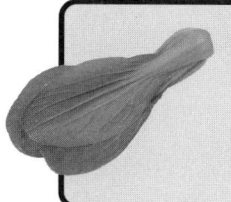

혈관 튼튼! 피부 튼튼!
딸기 과채즙

딸기 과채즙은 전염병에 대한 저항력을 높이는 효과가 있다. 그러므로 유행성 감기를 예방하고자 할 때 자주 마시면 좋다.

이밖에도 딸기에 풍부한 비타민 C, P는 혈관을 강화시키는 작용이 있어 고혈압과 동맥경화증을 예방할 수도 있다. 특히 피부의 저항력을 증강시켜 피부를 튼튼하게 하는 효과도 기대할 수 있다.

☞ 이렇게 활용하세요!

【재료】 양배추 100g, 사과 중간 크기 1개, 딸기 중간 크기 10개.

【응용법】 딸기의 꼭지를 떼고 난 뒤 모든 재료를 믹서기에 넣어 그 즙을 짜내어 마신다.

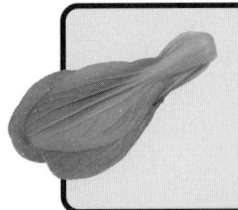

해독효과 뛰어난
미나리 토마토 과채즙

미나리는 예로부터 신경질 증상을 치료하는 효과가 있는 것으로 알려져 있다. 이러한 미나리가 토마토에 들어있는 비타민과 어울리면 서로 돕는 작용이 상승하게 되고 또한 해독과 간장기능을 강화하는 효능도 있게 된다. 특히 여드름이나 검버섯 등을 제거하는 효과가 있기도 하다.

☞ 이렇게 활용하세요!

【재료】 미나리 100g, 토마토 중간 크기 1개, 레몬 즙 약간.

【응용법】 토마토는 꼭지를 떼고 미나리와 함께 믹서기에 넣어 즙을 짜낸 뒤 레몬즙을 넣어서 마신다.

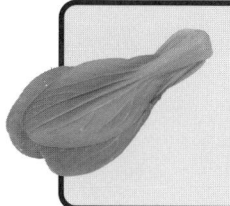

성인병 예방하고 민감성 피부에 좋다!
양배추 미나리 과채즙

이 과채즙에는 카로틴과 비타민 B1, B2, C, 칼슘, 포도당 등이 풍부하게 함유돼 있어 성인병을 예방하는 효과가 있다. 특히 민감성 피부의 트러블을 예방하는 효과도 기대할 수 있다.

☞ 이렇게 활용하세요!

【재료】 양배추 100g, 미나리 50g,
바나나 중간 크기 1개, 피망 중간 크기 1개, 상추 100g.

【응용법】
· 모든 재료를 믹서기에 넣고 그 즙을 짜내어 마신다.
· 이때 남은 찌꺼기는 팩 재료로 쓰면 된다.

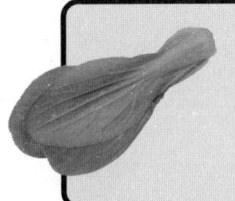

살 쏙 빼주고 성인병 예방하는
상추 양배추 과채즙

이 과채즙은 고혈압과 당뇨병을 예방하는 데 있어 가장 효과적인 과채즙이다. 이와 동시에 위와 장이 약하고 비만한 사람이 마시기에도 적합하다.

이렇게 활용하세요!

【재료】 상추 150g, 양배추 100g, 사과 1/2개.

【응용법】 이상의 재료를 믹서기에 넣고 그 즙을 짜내어 마신다.

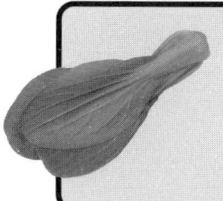

스트레스 훌훌~ 피부도 깨끗하게!
무 과채즙

이 과채즙에는 우리 몸에서 부족되기 쉬운 영양분이 들어있다. 특히 정신적인 스트레스를 해소시키는 효과가 있어 머리를 과도하게 쓰는 사람이 늘 마시면 좋다. 특히 미용팩으로 활용하면 피부의 더러움을 제거하는 천연의 클렌징 효과를 기대할 수 있다.

☞ 이렇게 활용하세요!

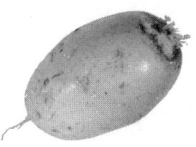

【재료】당근 2/3개, 파셀리 100g, 미나리 50g, 시금치 50g, 레몬즙 약간.

【응용법】

· 레몬즙을 뺀 나머지 재료를 믹서기에 넣고 즙을 짜낸 뒤 레몬즙을 섞어서 마신다.

· 이때 남은 찌꺼기는 계란흰자위와 버무려 미용팩 재료로 활용하면 된다.

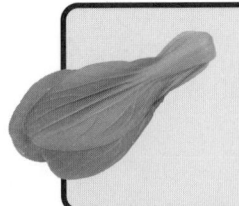

담배 피워 피부색 검을 때 좋다!
파셀리 밀감 과채즙

이 과채즙에는 카로틴과 비타민 P, C가 풍부하게 함유돼 있어 혈관을 강화시킬 수 있다. 따라서 담배를 피우는 사람과 감기에 잘 걸리는 사람에게 적합한 과채즙이다. 특히 이 과채즙은 담배 피우는 여성에게 좋다. 담배의 독에 의해서 피부색이 검게 된 것을 개선하는 효과를 기대할 수 있는 과채즙이기 때문이다.

☞이렇게 활용하세요!

【재료】파셀리 30g, 밀감 작은 것 1개, 사과 중간 크기 1/4개, 양배추 50g.
【응용법】밀감은 껍질을 벗긴 뒤 나머지 재료와 함께 믹서기에 넣고 즙을 짜내어 마신다.

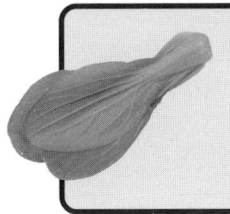

신장병에 좋고 부종 개선하는
수박 과채즙

이 과채즙은 몸 속에 남아도는 염분을 배설시킬 수가 있어 신장병이나 부종, 각기병 등의 증상을 개선하는 효과가 있다.

이와 동시에 알코올을 분해하는 작용도 있어 음주 과다 또는 숙취가 있을 때는 더 많이 마시는 것이 좋다.

☞ 이렇게 활용하세요!

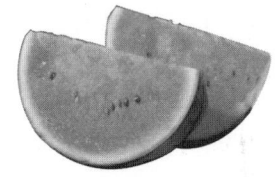

【재료】수박 200g, 양배추 100g.

【응용법】수박은 껍질을 벗기고 양배추와 함께 믹서기에 넣어 그 즙을 짜내어 마신다.

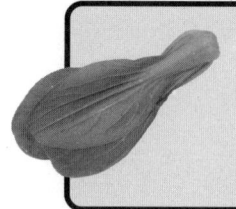

여드름 피부 개선하는
미용 과채즙

이것은 피부를 아름답게 하는 과채즙으로 카로틴과 비타민 B1,
B2, C와 칼슘, 사과산, 레몬산, 철분 등이 풍부하게 함유돼 있다.

따라서 여드름이 잘 나는 사람에게 가장 적합한 과채즙이다.

☞ 이렇게 활용하세요!

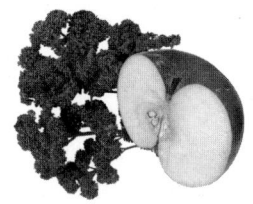

【재료】 파셀리 30g, 사과 작은 것 1개,
상추 또는 양배추 100g, 레몬즙 약간.

【응용법】

· 사과, 상추(양배추), 파셀리를 믹서기에 넣고 그 즙을 짜낸 뒤 레몬즙을 타서 마신
다.

· 이때 남은 찌꺼기는 계란흰자위나 벌꿀로 버무려 미용팩으로 활용하면 된다.

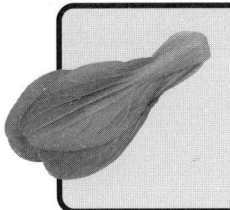

지성 피부·거친 피부에 좋은
당근 사과 과채즙

이 과채즙은 눈의 피로에 효과가 있을 뿐만 아니라 피부의 저항력을 증강시켜 피부병도 예방한다. 특히 거친 피부와 지방 과다 분비를 개선하는 효과가 있기도 하다.

☞ 이렇게 활용하세요!

【재료】 당근 중간 크기 2/3개, 사과 중간 크기 1개, 파셀리 20g, 레몬즙 약간.

【응용법】

·레몬즙을 제외한 나머지 재료를 믹서기에 넣고 그 즙을 짜낸 뒤 레몬즙을 섞어서 마신다. ·이때 남은 찌꺼기는 미용팩 재료로 활용한다.

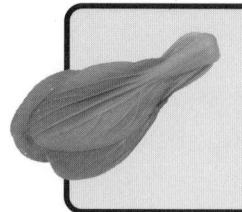

햇볕에 그을린 피부에 좋은
파인애플 과채즙

이 과채즙에는 비타민 C가 풍부하여 절대적인 미용 효과가 있는 과채즙이다. 햇볕에 그을린 피부나 검버섯, 기미, 주근깨가 난 피부에 활용하면 좋은 효과를 기대할 수 있다.

☞이렇게 활용하세요!

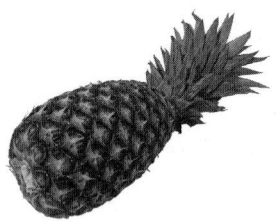

【재료】파인애플 100g, 사과 중간 크기 1/2개,
파셀리 30g, 레몬즙 약간, 미나리 50g.

【응용법】

· 레몬즙을 제외한 나머지 재료를 믹서기에 넣고 그 즙을 짜낸 뒤 레몬즙을 섞어서 마신다.

· 이때 남은 찌꺼기는 계란흰자위나 벌꿀로 버무려 미용 팩재료로 활용하면 된다.

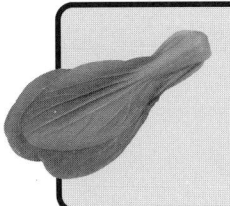

다이어트 효과 뛰어난
파인애플 쑥갓 과채즙

이 과채즙은 파인애플에 무청, 쑥갓 등으로 비타민을 보충하는 효과가 있다. 특히 사과는 포만감을 가져오기 때문에 아침 식사 대신 먹어도 된다.

☞ 이렇게 활용하세요!

【재료】 파인애플 속살 200g, 쑥갓 50g,
무청 50g, 사과 중간 크기 1/2개.
【응용법】 이상의 재료를 믹서기에 넣고 갈아서 그 즙을 마신다.

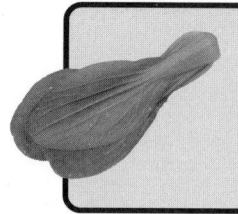

얼굴색을 좋게 하는
파셀리 과채즙

이 과채즙은 보혈과 혈액순환을 촉진하는 작용이 있어 안색이 창백하고 몸이 허약하며 저혈압 경향이 있는 사람에게 좋은 효과가 있다.

이밖에도 손발이 찬 사람에게도 좋은 데 이럴 경우는 마실 때 생강즙 5~6방울을 섞어서 마시면 보다 더 좋은 효과를 기대할 수 있다.

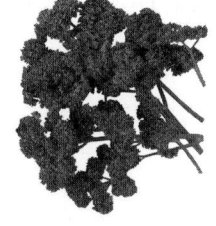

이렇게 활용하세요!

【재료】 파셀리 40g, 미나리 50g, 레몬즙 약간, 사과 작은 것 1개.

【응용법】 레몬즙을 제외한 나머지 재료를 믹서기에 넣고 간 뒤 레몬즙을 섞어서 마신다.

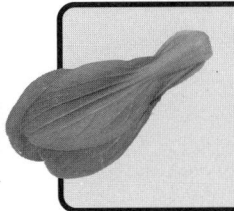

햇빛에 그을린 피부 감쪽같이 회복!
채소 과채즙

이 과채즙 한 컵에는 비타민 C가 130mg이 들어있어 해변 또는 등산 등을 갔다가 피부가 햇볕에 검게 탔을 때 매일 마시고 팩을 하면 빠른 속도로 회복시키는 효능이 있다.

☞ 이렇게 활용하세요!

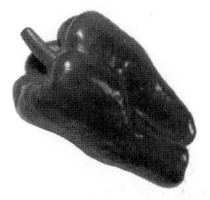

【재료】 피망 중간 크기 1개, 파인애플 속살 100g, 양배추 100g, 토마토 작은 것 1개, 파셀리 30g.
【응용법】 토마토는 꼭지를 떼고 나서 나머지 재료와 함께 믹서기에 넣고 갈아서 마신다.

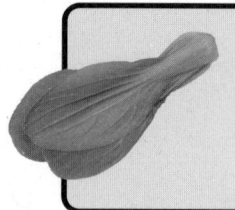

이뇨효과 뛰어난
미나리 참외 과채즙

이 과채즙은 이뇨효과가 매우 좋아서 몸이 잘 붓는 사람에게 적합하다. 이와 동시에 몸 속의 노폐물을 제거하여 신진대사를 촉진하는 효과가 있기도 하다. 그 결과 피부 톤도 맑아지는 효과를 기대할 수 있다.

이렇게 활용하세요!

【재료】 미나리 70g, 참외 작은 것 1개, 레몬즙 약간.

【응용법】

· 참외는 그 껍질을 벗긴 뒤 미나리와 함께 믹서기에 넣고 간다.
· 여기에 레몬즙을 타서 마신다. ♣

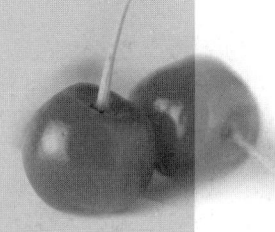

제 4 장

내 피부가 좋아하는
베스트 채소 & 과일

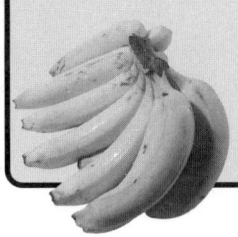

해독과 미용 효과 뛰어난
바나나

맛도 좋고 소화도 잘 되는 과일 바나나는 그 성질이 크게 냉하고 맛은 달며 독성은 없다.

주요 작용은 열을 내리고 대장을 윤택하게 하며 해독과 미용효과가 있다. 그러나 많이 먹으면 살이 찌게 하지만 피부를 부드럽고 윤택하게 하는 효과가 있다. 모발이 잘 자라게 하고 검어지게 하기도 한다.

☞ 이렇게 활용하세요!

바나나가 익으면 날 것을 먹거나 또는 익혀서 먹어도 된다. 특히 과육을 피부에 문지르면 피부를 매끈하고 부드럽게 하며 윤기가 나게 하는 효과가 있다.

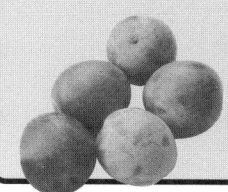

피부 건조 · 주근깨 개선하는
자두 씨앗

한 입 깨물면 새큼한 맛이 온몸으로 퍼지는 자두의 씨앗은 훌륭한 미용 재료이다. 대체로 그 성질은 평하고 맛은 달며 쓰다. 주요 작용은 어혈을 제거하고 몸의 수분대사를 좋게 하며 대장의 기능을 윤택하게 한다. 특히 타박상에 의한 어혈 통증이나 기침, 부종, 변비 등에 효과가 있다.

또 얼굴의 때를 지우고 혈액순환을 원활히 하며 경락을 소통시키는 효능이 있어 피부가 건조하거나 색소침착으로 생긴 주근깨, 검버섯 등을 치료하는 미용 효과가 뛰어난 과일이기도 하다.

☞ 이렇게 활용하세요!

하루 6~12g을 물로 달여 그 즙을 마시거나 곱게 갈아서 계란흰자위로 버무려 얼굴에 팩을 한다.

빠알간 볼처럼 예쁜 과일
복숭아

마치 수줍음 타는 여성의 볼과 같이 생긴 과일 복숭아는 어느 것 하나 버릴 것 없는 미용 과일이다. 그 꽃은 물론 열매, 씨앗 등 모두가 훌륭한 미용재료로 쓰이기 때문이다.

그 성질은 덥고 맛은 달면서 시큼하다. 주요 작용은 진액을 생성하고 대장을 윤택하게 한다. 또 혈액순환 촉진과 음식의 적체를 해소하는 효능이 있다. 특히 얼굴색을 곱게 하기도 한다.

복숭아에는 100g당 단백질이 0.8g, 지방이 0.1g, 탄수화물 7g, 섬유질 4.1g, 회분 0.5g, 칼슘 8mg, 인 20mg, 철분 1.0mg, 베타 카로틴 0.01mg, 그리고 니코틴산, 항괴혈산, 사과산과 레몬산 등이 함유돼 있다. 당분에는 포도당과 과당이 들어있기도 하다.

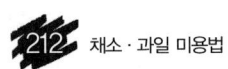
☞ 이렇게 활용하세요!

싱싱한 복숭아의 과육을 피부에 10분간 문지른 뒤 물로 씻어내고 크림을 바르면 거

칠어진 피부나 허물 벗겨진 피부를 치료하여 피부를 부드럽고 곱게 하는 미용 효과를
나타낸다.

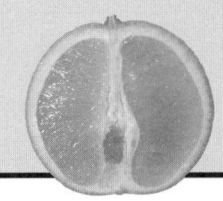

비타민 C의 보고
오렌지의 씨앗

비타민 C가 풍부하게 함유돼 있어 미용 과일로 불리는 오렌지는 그 씨앗에도 뛰어난 미용 효과가 있다.

주요 작용은 기를 운행시키고 혈액순환을 촉진하여 통증을 멎게 하는 효능이 있다. 따라서 피부에 난 여드름이나 기름기를 제거하고 피부를 윤택하게 하여 미용효과를 나타낸다.

☞ 이렇게 활용하세요!

오렌지 속씨를 갈아서 계란흰자위로 버무려 밤마다 얼굴에 바르고 별도로 물로 달여 그 즙을 마신다. 한 번에 3~9g씩을 이용한다.

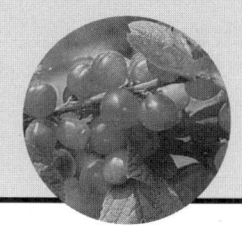

아름다움을 상징하는 과일
앵두

빨간 앵두의 아름다움 만큼이나 피부 미용에 좋은 미용 과일 앵두는 그 성질이 따뜻하고 맛은 달면서 떫다.

주요 작용은 기의 흐름을 돕고 얼굴색을 윤택하게 한다. 또 신장을 보하고 풍습을 몰아내며 사지마비와 허리, 다리 통증을 치료하기도 한다.

☞이렇게 활용하세요!

앵두 250~500g을 물로 달여 그 즙을 차 대신 마신다. 또 부드럽게 찧어서 계란흰자 위로 버무려 환부에 바른다.

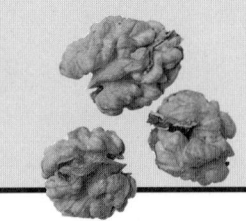

두뇌를 좋게 하는 과일
호두

먹으면 머리가 맑아지면서 치매 예방에 좋은 과일 호두는 피부 미용에도 좋은 효과가 있다.

그 성질은 덥고 맛은 달며 독은 없다. 주요 작용은 신장을 보하고 폐를 윤택하게 하며 가쁜 숨을 멎게 한다. 허약한 증상을 보하며 대장의 기능을 윤택하게 하기도 한다.

또 신장 허약에 의한 천식 기침이나 허리, 다리의 시큰한 증상, 무력증 등을 개선하는 효과가 있다. 남성 성기능 장애나 대변 비결, 소변이 잦은 증상 등에도 효과가 있다.

특히 경맥을 덥게 하고 활혈하며 살갗을 자양하고 윤택하게 하는 미용효과가 뛰어난 과일이기도 하다.

호두에는 무기질과 비타민 B_1이 풍부해서 매일 먹게 되면 피부가 윤택해지고 노화가 방지되기 때문이다.

중국 당나라 때 맹선이라는 사람이 저술한 〈식료본초〉에는 호두를 먹는 방법에 대해 설명하고 있는데, 이 기록에 따르면 첫날은 1개를 먹고, 매 5일마다 1개씩 늘린다. 이렇게 점차 증가하여 복용하는 데 20개까지 먹으면 그친다. 그리고 다시 1개부터 시작하여 반복한다.

이런 방법으로 평생을 먹게 되면 음식을 잘 먹게 되고, 뼈와 근육의 힘이 세어진다고 했다. 또 피부가 윤택해지고 수염과 머리털이 검어지며 혈액순환이 좋아진다고 하였다.

따라서 호두는 불로장생의 명약일 뿐만 아니라 피부 미용에도 좋은 효과가 있는 과일 중의 하나다.

☞ 이렇게 활용하세요!

한 번에 12~30g을 좋아하는 방식대로 먹으면 된다. 또 신선한 것을 찧어서 계란흰자위로 버무려 얼굴에 바르면 좋은 미용효과가 나타난다.

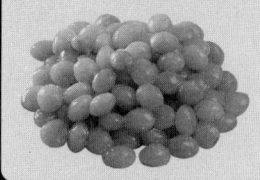

노랗게 익어가는
은행

노랗게 익어가면서 가을의 정취를 더해주는 은행은 그 성질이 평하고 맛은 달고 쓰며 떫다.

주요 작용은 폐기를 수렴하여 기침을 멎게 하는 효능이 있다. 또 신장을 보하고 기를 도우며 잦은 소변 횟수를 치료한다.

특히 찧어서 얼굴과 손발 피부에 바르면 주름살을 제거하여 살갗에 광택이 나게 한다. 또 피부가 갈라지고 트는 것을 치료하는 미용 효과가 있기도 하다.

이렇게 활용하세요!

끓여서 먹는데 한 번에 10g 정도가 적당하다. 아니면 찧어서 그 즙을 내어 환부에 발라도 된다.

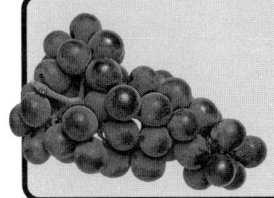

송이송이 영양 가득
<u>포도</u>

　자연이 내린 최고의 과일로 알려진 포도는 그 성질이 평하고 맛은 달며 시큼하다. 주요 작용은 기혈을 도우며 근육과 뼈를 튼튼히 한다. 소변의 배설을 원활히 하는 효과가 있기도 하다.

　따라서 포도를 자주 먹으면 몸이 가벼워지고 허기를 이길 수가 있으며 피부가 윤택해지면서 건강장수할 수 있게 된다.

☞ 이렇게 활용하세요!

찧어서 그 즙을 내거나 술로 빚어 먹어도 된다. 그냥 먹으면 더욱 좋다.
포도에는 비타민 P의 작용이 있기도 하다.

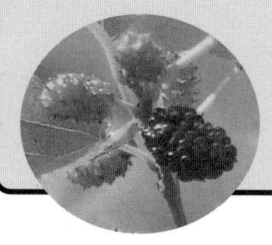

젊음의 묘약
오디

예로부터 젊음의 묘약으로 알려진 오디는 그 성질이 냉하고 맛은 달다. 주요 작용은 간장과 신장을 보하고 돕는다. 또 피를 보충해주고 정신을 안정시키는 작용이 있다. 눈을 밝게 하며 진액을 생성하여 갈증을 멎게 하기도 한다. 특히 몸의 수분대사를 도와 부종을 해소하는 효능이 있기도 하다.

따라서 오디를 늘 먹으면 기혈을 소통하고 피부를 윤택하게 하며 희게 한다. 늘 젊음을 유지하게 해주는 과일이라고 할 수 있다.

☞ 이렇게 활용하세요!

오디 9~30g을 물로 달여 먹거나 생것을 먹는다. 술로 담가 먹어도 된다. 특히 물을 조금 붓고 찧어서 얼굴을 씻으면 뛰어난 미용 효과를 기대할 수 있다.

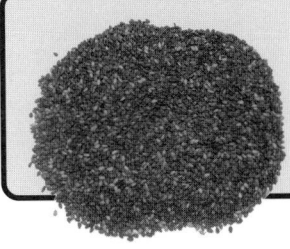

노화에 좋다!
검은 깨

우리 몸에 좋은 검은 식품의 대명사인 검은깨는 그 성질이 평하고 맛은 달다. 주요 작용은 간장과 신장을 보하고 오장을 자양하며 윤택하게 한다.

따라서 간장과 신장의 기능 저하로 인해 빚어진 몸의 허약증과 진액 고갈에 의한 변비, 일찍 찾아오는 노화, 머리카락이 빨리 희어지는 증상 등에 효과가 있다.

☞ 이렇게 활용하세요!

적당한 양을 먹거나 물로 달여 얼굴을 씻거나 찧어서 바르면 된다.

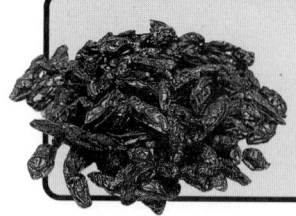

청춘을 유지시켜 주는
구기자

　예로부터 불로장생의 명약으로 인기를 모아온 구기자는 그 성질
이 평하고 맛은 달다.

　주요 작용은 간장과 신장을 보하므로 간장과 신장의 기능 허약으
로 인해 빚어진 현기증이나 피부가 거친 증상에 효과가 있다. 구기
자에는 피부를 윤택하게 하고 청춘을 유지시키는 효능이 있기 때문
이다.

이렇게 활용하세요!

구기자 적당량을 달여 매일 차처럼 마신다.

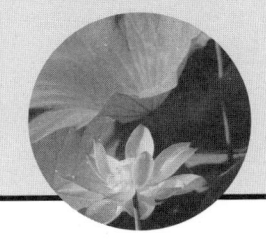

다이어트 효과 만점
연잎

진흙속의 보물인 연잎은 그 성질이 평하고 맛은 쓰고 떫다. 주요 작용은 더위를 식히고 습을 돕는다. 뜨거워진 피를 식히며 지혈작용을 한다.

따라서 더위에 의한 설사, 현기증, 부종과 토혈, 대변 출혈 등에 효과가 있다. 특히 살을 빼는 다이어트 효과도 뛰어나다.

☞ 이렇게 활용하세요!

싱싱한 연잎 15~30g을 달여서 그 즙을 마신다. 또 찧어서 얼굴에 바르거나 물로 달여 그 즙으로 얼굴을 씻는다.

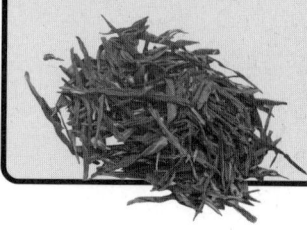

이 시대 최고의 건강식품
녹차

　나날이 새로운 녹차의 놀라운 신비가 밝혀지면서 이 시대 최고의 건강식품으로 떠오른 녹차는 그 성질이 차고 맛은 쓰면서 떫고 달다.

　주요 작용은 열을 내리고 더위를 식히며 갈증을 해소한다. 식체를 내리고 이뇨작용과 해독작용이 있다. 또 피부의 더러움을 제거하여 윤택하게 하고 부드럽게 하는 효능이 있기도 하다.

☞이렇게 활용하세요!

녹차잎은 차로 우려내어 마시거나 가루로 만들어 계란흰자위와 버무려 얼굴에 팩을 한다. 우려낸 물로 세안을 해도 피부가 맑아지게 한다.
특히 녹차를 늘 마시면 다이어트 작용이 있고 녹차를 우려낸 물에서 녹차목욕을 하면 피부를 윤택하게 하고 부스럼을 낫게 하며 매끄럽게 하는 효과를 기대할 수 있다.

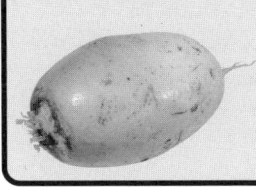

천연의 클렌징 채소
무

아삭아삭 독특한 맛으로 채소의 대명사로 불리는 무는 그 성질이 차고 맛은 매우면서 달다. 주요 작용은 피부의 때를 제거하고 윤택하게 하며 안색을 곱게 하여 피부가 곱고 부드러우며 희게 한다. 이 밖에도 체증을 해소하고 열을 내리며 가래를 삭히는 작용이 있기도 하다.

☞ 이렇게 활용하세요!

무는 끓여 먹거나 생나물로 무쳐 먹는다. 또 그 즙을 내어 마시거나 찧어서 환부에 바른다. 이러한 무는 식욕을 증가시키며 대장 운동을 강화하여 대변 배설이 잘 되게 하는 효능이 있어 대장암을 예방하는 대표적인 식품이기도 하다.
특히 피부의 때를 제거하고 잉여지방을 제거하여 피부를 윤택하게 한다. 또 희고 부드럽게 하며 곱게 하는 효능이 뛰어난 채소이기도 하다.

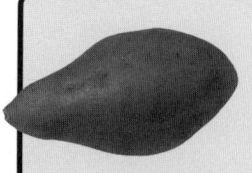

최고의 무공해 식품
고구마

어느 곳에서나 잘 자라는 특성이 있어 그야말로 천연의 무공해 식품인 고구마는 못살던 시절 끼니를 대신한 적도 많았다.

그러던 것이 이제는 최고의 건강식품으로서 인기다. 이러한 고구마는 그 성질이 평하고 맛은 달다.

따라서 고구마를 즐겨 먹으면 피부가 윤택해진다. 또 비장을 튼튼하게 하며 신장의 기능을 좋게 하는 효능이 있기도 하다.

☞ 이렇게 활용하세요!

고구마는 익혀서 먹거나 생식을 해도 좋다. 주요 약효는 대변을 소통시키고 대장을 윤택하게 하며 다이어트 작용을 하기도 한다.

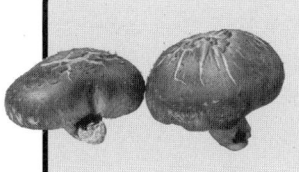

항암식품의 대명사
표고버섯

암이 우리나라 사람들의 사망 원인 1위 질병으로 떠오르면서 암 예방식에 사람들의 관심이 집중되고 있다. 표고버섯은 그래서 인기를 끌고 있는 식품 가운데 하나이다. 암을 예방하는 대표적인 항암식품으로 꼽히고 있기 때문이다. 이러한 표고버섯은 그 성질이 평하고 맛은 달다. 주요 작용은 위장의 기능을 돕고 노화를 방지하는 효능이 있기도 하다.

☞ 이렇게 활용하세요!

표고버섯은 어떻게 먹어도 상관이 없다. 양의 제한도 없다. 천혜의 영양보고이기 때문이다. 특히 표고버섯에는 얼굴색을 곱게 하고 노화를 완화시키는 성분이 들어있기도 하다.

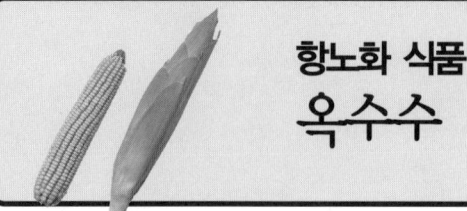

항노화 식품
옥수수

못살던 시절 식량 대용으로 많이 이용돼온 옥수수는 그 성질이 평하고 맛은 달다. 주요 작용은 항노화와 건강미를 유지시키는 비밀이 숨어있다. 입맛을 돋우고 심장과 폐를 안정시키기도 한다. 특히 피부를 윤택하게 하는 효과가 좋기 때문에 미용작용이 뛰어난 식품이라고 할 수 있다.

☞이렇게 활용하세요!

옥수수는 음식으로 마음대로 만들어 먹으면 된다. 옥수수는 우리 몸에 지혈이 높아지는 것을 예방하는 작용이 있고 혈압을 내리며 노화 또한 예방한다.
특히 피부의 색소반점과 검버섯, 주근깨 등을 제거하므로 미용효과가 뛰어난 식품이라고 할 수 있다.

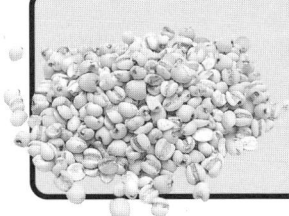

피부 미용사
율무

피부 한약재라고 해도 과언이 아닌 율무는 그 성질이 차갑고 맛은 달며 싱겁다.

주요 작용은 비장을 튼튼하게 하고 폐의 기능을 좋게 하며 열을 내리고 습기를 유익하게 한다. 특히 피부를 깨끗하게 하고 아름답게 하는 효능이 있는 식품이다.

☞이렇게 활용하세요!

율무 10~30g을 끓여서 복용한다. 단, 대변의 배설이 잘 안 되는 변비상태일 때와 임신부가 먹어서는 안 된다.

특히 율무는 암세포에 대해 억제작용이 있고 피부를 깨끗하고 윤택하게 하는 작용을 하므로 피부 미용에 있어서 최고의 효과를 지닌 식품이라고 할 수 있다.

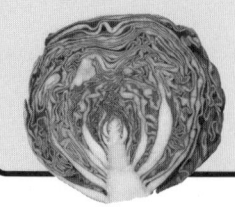

기미, 검버섯 없애는
양배추

위장병의 특효약 양배추는 그 성질이 평하고 맛은 달며 독이 없다.

주요 약효는 비장을 튼튼하게 하고 위장을 편안하게 한다. 또 심장과 신장의 기능을 돕고 눈과 귀를 밝게 하는 효과가 있기도 하다.

☞ 이렇게 활용하세요!

양배추에는 위궤양을 예방하는 비타민 V가 들어있다. 그러나 비타민 V는 열에 약하고 또 신선도가 떨어지면 곧 파괴되고 만다. 그러므로 비타민 V가 풍부한 양배추 생즙을 만들어 먹으면 효과가 좋다. 특히 양배추에 들어있는 다른 비타민과 성분들은 피부 미용에도 효과가 좋아서 그 즙을 내어 마시고 남은 찌꺼기에 계란 흰자 1개를 섞어서 팩제로 만든 뒤 얼굴에 골고루 펴바르고 20~25분쯤 후에 씻어낸다. 이 팩을 꾸준히 해주면 얼굴색이 맑아지고 기미나 주근깨도 옅어지게 된다.

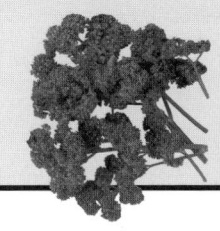

비타민 C 함량 최고
파셀리

파셀리는 채소, 과일 가운데 비타민 C의 함유량이 가장 많은 채소이다.

비타민 A도 당근보다 많고 이와 동시에 다량의 비타민 B1, B2, 칼슘, 철분 등이 함유돼 있어 빈혈 증상이 있는 사람에게 적합한 식품이다.

☞ 이렇게 활용하세요!

빈혈로 피부가 거칠고 윤기가 없으며 혈색이 없는 증상에 파셀리를 찧어서 바르고 20~30분 정도 지난 뒤 씻어내는 것을 늘 시행하면 피부에 탄력이 생기고 희고 고운 피부로 변신된다.

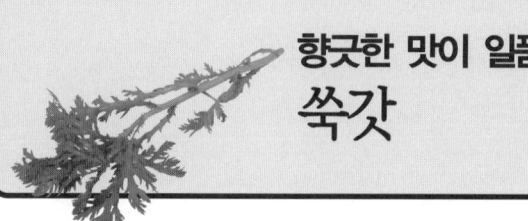

향긋한 맛이 일품
쑥갓

향긋한 맛이 일품인 쑥갓은 피부가 거칠어지는 증상을 예방하며 영양이 풍부한 미용 채소이다.

이러한 쑥갓에는 비타민 B1, B2, C와 철분 등이 모두 풍부하다. 그리고 이들 영양분은 혈색을 개선시키고 피부를 자양하며 피부가 거칠어지는 것을 예방하는 데 없어서는 안 되는 성분들이다.

따라서 쑥갓은 활력을 만들어내는 좋은 건강채소라 할 수 있다.

☞ 이렇게 활용하세요!

쑥갓은 생식을 해도 좋지만 오이, 당근 등과 함께 녹즙기에 갈아 즙을 내어 마시고 그 찌꺼기는 계란 흰자위로 버무려 팩제로 삼아 얼굴에 바르면 피부 미용에 좋은 효과가 있다.

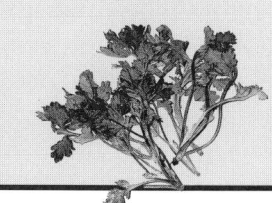

봄나물의 대명사
쑥

가장 먼저 봄을 알리는 봄나물의 대명사 쑥은 체력을 증강시키며 건강장수에 좋고 미용 효과도 뛰어난 채소이다.

쑥에는 풍부한 양질의 단백질이 함유돼 있다. 이와 동시에 칼슘과 철분, 비타민 A, B1, B2와 C도 함유돼 있어 특히 미용효과가 뛰어나다.

☞ 이렇게 활용하세요!

쑥은 먹는 방법은 여러 가지가 있지만 과채즙으로 만들어 마시고 찌꺼기는 얼굴의 팩제로 쓰면 된다.

귤, 사과, 딸기 등과 함께 과즙기에서 즙을 짜내어 마시고 찌꺼기를 계란 흰자위와 버무려 팩제로 얼굴에 바르면 좋은 미용 효과가 있다.

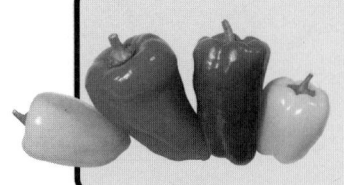

비타민 C의 보고
피망

요즘 한창 인기를 끌고 있는 피망에는 비타민 C가 풍부하게 들어 있어 피부 미용에 좋은 작용과 효과가 있다.

피망에 여러 가지 과일 또는 오이 등 채소를 넣고 즙을 짜내어 마시면 비타민 C를 충분히 섭취할 수 있으므로 몸에 활력이 넘치게 된다. 이것은 또한 피부 미용에도 아주 좋다.

☞ 이렇게 활용하세요!

피망의 즙을 마신 뒤 남은 찌꺼기에 벌꿀, 계란 흰자위를 섞어 팩 재료로 만들어 얼굴에 팩을 하면 된다. 골고루 펴바른 뒤 20~25분쯤 있다가 씻어내면 된다.

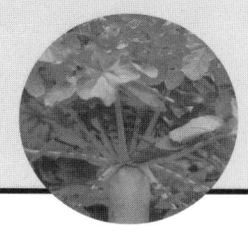

비타민 A의 보고
무청

　무청은 비타민 A의 보고로서 예로부터 민간처방에서 냉증이나 치질, 허리 시큰한 증상, 부인병, 신경통 등의 치료에 널리 응용돼 왔다.

　말린 뒤 여러 가지 용도로 다양하게 응용할 수 있다.

☞이렇게 활용하세요!

무청은 무보다 영양이 더욱더 풍부하다. 비타민 A, B2, C와 칼슘이 들어있다.
따라서 신선한 무청을 사과, 딸기와 함께 녹즙기에 넣고 갈아서 즙을 짜낸 뒤 마시고
그 찌꺼기는 계란 흰자위로 버무려 얼굴의 팩 재료로 쓰면 된다.
얼굴에 골고루 펴바른 뒤 20~25분쯤 후에 씻어내면 된다. 이 팩 또한 피부 미용에
좋은 효과가 있다.

건강다이제스트가 펴낸 건강 필독서

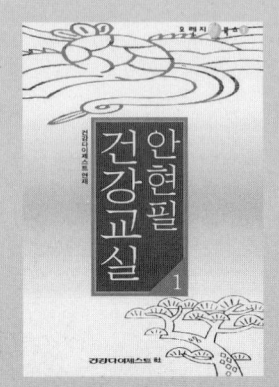
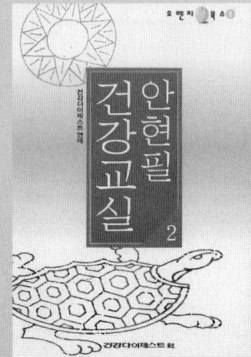
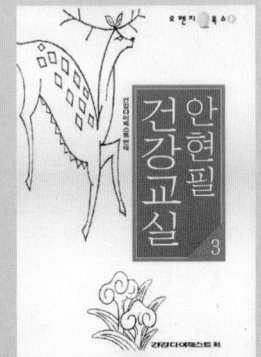

① 안현필 건강교실(전 3권)
안현필 저/각 7,000원

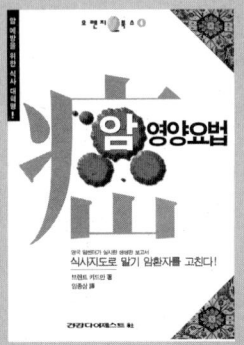

④ 암 영양요법
브렌트 키드만 저/
7,000원

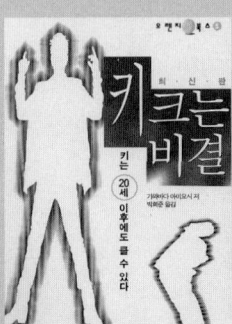

⑤ 키크는 비결
가와바다 아이요시 저/
7,000원

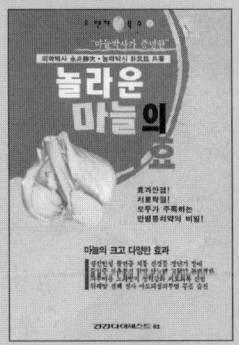
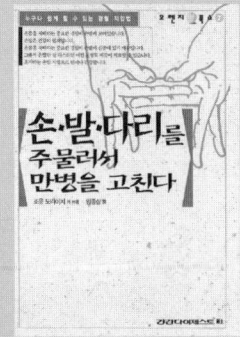
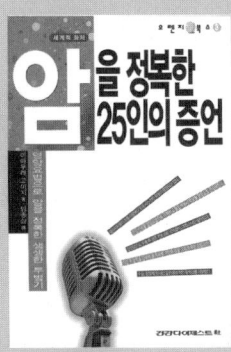
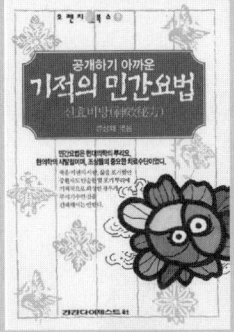
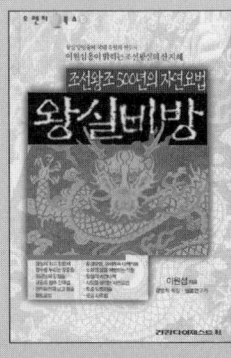
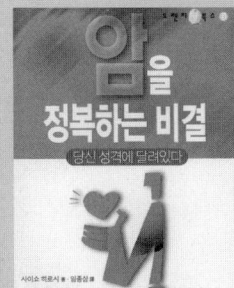

건강다이제스트가 펴낸 건강 필독서

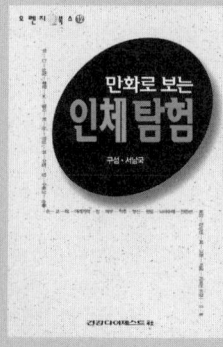

⑫ **만화로 보는 인체탐험**
서남국 구성/
7,000원

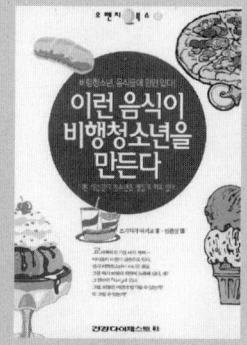

⑬ **이런 음식이 비행청소년을 만든다**
조가와라 아키코 저/
7,000원

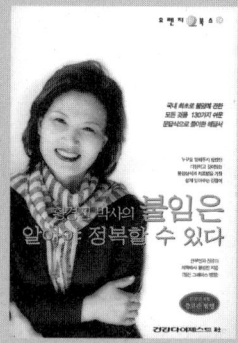

⑭ **불임은 알아야 정복할 수 있다**
황경진 저/9,000원

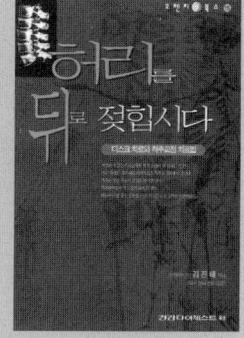

⑮ **허리를 뒤로 젖힙시다**
김진태 저/7,000원

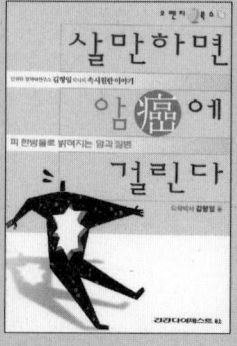

⑯ **살만하면 암(癌)에 걸린다**
김형일 저/9,000원

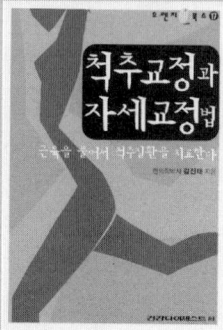

⑰ **척추교정과 자세교정법**
김진태 저/8,000원

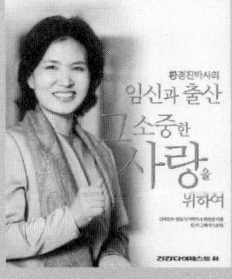
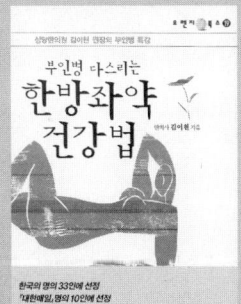
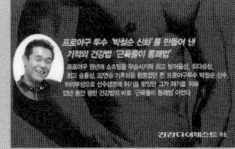
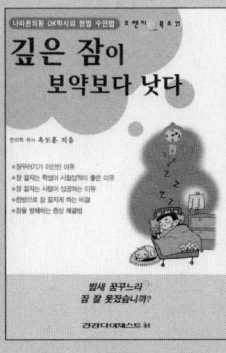
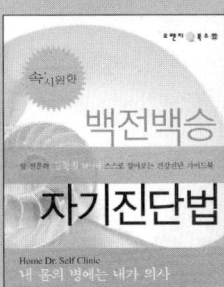
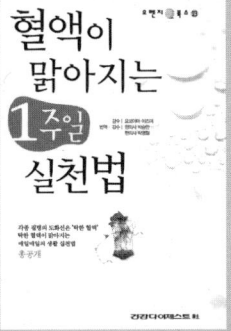

뽀송뽀송 하얀 피부!

채소 · 과일 미용법

저자 / 양해원 外

1판 1쇄 인쇄 / 2003년 12월 25일
1판 1쇄 발행 / 2004년 1월 1일

발행처 / 건강다이제스트사
발행인 / 김 용 익

출판등록 / 1996. 9. 9
등록번호 / 03 - 935호
주소 / 서울특별시 용산구 효창동 5-3호 대신 B/D(우편번호 140-896)
전화 / (02) 702 - 6333 팩시밀리 / (02) 702 - 6334

값 9,000 원
ISBN 89 - 7587 - 035 - 9 03510